拨开迷雾学中医

重归中医经典思维——

第2版

王伟 著

U0308695

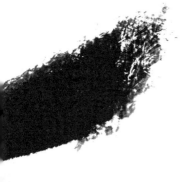

中国中医药出版社
·北京·

图书在版编目（CIP）数据

拨开迷雾学中医：重归中医经典思维 / 王伟著 .—2 版 .—北京：
中国中医药出版社，2018.11（2025.2 重印）

ISBN 978-7-5132-5156-3

Ⅰ．①拨⋯　Ⅱ．①王⋯　Ⅲ．①中医学　Ⅳ．① R2

中国版本图书馆 CIP 数据核字（2018）第186303号

中国中医药出版社出版

北京经济技术开发区科创十三街31号院二区8号楼
邮政编码　100176
传真　010-64405721
三河市同力彩印有限公司印刷
各地新华书店经销

开本 787×1092　1/32　印张 10.75　字数 173 千字
2018年11月第2版　2025年2月第5次印刷
书号　ISBN 978-7-5132-5156-3

定价　49.00元
网址　www.cptcm.com

服务热线　010-64405510
购书热线　010-89535836
维权打假　010-64405753

微信服务号　zgzyycbs
微商城网址　https://kdt.im/LldUGr
官方微博　http://e.weibo.com/cptcm
天猫旗舰店网址　https://zgzyycbs.tmall.com

如有印装质量问题请与本社出版部联系（010-64405510）
版权专有　侵权必究

再版前言

读者朋友们好！非常感谢您能够阅读这本《拨开迷雾学中医——重归中医经典思维》。这本书写于2013年，是我的第一本书。现在回看，虽然言辞有偏激之处，有些文字并不完全符合经典之意，但这些都是当时的我经过深思熟虑后写出的，感谢能够得到大家的支持。在经典的学习之路上永远没有终点，我会以一个小学生的心态一直学习下去。希望大家能从这本小书中感受到经典的魅力，用心去感受经典，能将所得高效地应用于临床。

本书此次修订，内容上并没有太大的修改，只是删改了一些错误，补充了一些个人认识，重点是将《神农本草经》部分的内容进行了充实。

我学习经典一直本着不增不减的心态去学习，对经文从不敢想该如何去解释出别人不知道的新解法，而是反复阅读上下文，尽可能还原作者的原意。

学医这么多年，我一直在不停地否定自己，但学习的方向没有变，一直是在按经典的旨义努力向"道"靠扰。这本书也仅仅是将中医的大体思维方式进行梳理，简单描述《伤寒论》的六经体系，单纯阅读本书最多只能获取经典中十分之一的知识，这本书只是抛砖引玉，起到连接经典的桥梁作用。希望大家在读这本书的时候要不停地翻阅经典，如果大家读完这本小书后感觉中医经典并不难懂，也不遥远，那我的目的就达到了。

希望读者朋友能沿着经典的道路一直走下去，沿着经典的方向学习中医，越学习心里会越明白，越会由衷地敬佩经典。用经典的思维看病，越看越真实清楚，对药物的选择也会越来越精细。

孟子曰："学问之道无他，求其放心而已矣。"读了这么多的医书，能够让我心里彻底明白，把疑惑的心彻底解除并放下的只有经典。经典是中医的财富，感谢经典的作者，希望更多的人能够通过反复阅读经典来使自己"放心"。

王伟

2018 年 7 月

缘　起

　　学医多年，回想这一路走来非常辛苦。经历过独上高楼的孤独，衣带渐宽终不悔的坚持，最后终于体会到蓦然回首那人却在灯火阑珊处的喜悦。在学医的前三年，我遍览古书，当时便有"学医三年，自谓天下无不治之症"的豪情壮志，认为自己满腹经纶，医术已经很高，并非常骄傲于自己成功治疗的几个亲人朋友的病例。但在后来出诊中有很多复杂的病却让我无从下手，甚至一个简单的感冒咳嗽，开方都不能必验。为了提高医术，我便四处拜访民间高人，结果发现大部分民间医生仅凭一小绝招以行医，而疗效稳定的民间中医却很难访到。之后我又看了一些火神派的书，这些书燃起了我内心的狂热，自谓"只要会用附子，天下无不治之大病"。刚开始我信心满满，但不久之后又遭到了打击，很多病越治越重，我当时坚信这是"排病"反应，这种盲目的狂热持续了半年。后来我经过反思发现，虽然治疗有效率较高（很多人都说整体感觉有效），但是治愈率却很低，很多病人成为了"职业病人"，定期吃药成为他们必须做的工作，不吃附子就难受。此非我的追求，我从这个"门派"跳脱出来，又开始研究学习另外的"门派"。这期间我接触过五运六气、圆运动、子午流注、董氏奇穴、性理疗病、汉方医学、道医、周易等，但在治疗病人时却始终没有达到稳定的疗效。这时我充分体会到"行医三年，方知天下无可用之方"。

感谢这些年我的大脑还算清醒，能够不停地反思，这样我就可以不停地修正自己的观点和做法。和我一起苦学中医的同学有的会沉迷于一家或几家之言，他们给自己疗效的不确定找到了充分的理由，如"别人有效是治标，我见效慢或不见效是在治本"；或是高谈阔论地说医乃小道，人心已坏，病不可治；或是大谈禁欲、忌口等。总之就是服药的无效与自己医术无关，把无效的原因归咎于病人。一旦有了这种观点，知识便成为前进的最大障碍，知识构建了一堵围墙，凡是符合我的可以进入，不符合的就去批判，这就是佛家所言的"所知障"吧。真是太感谢我没有被"障碍"所迷惑，但这却也是痛苦的开始。错误的知识是阻碍真理出现的最大屏障，为了真正明了中医之道，我放下所有学过的知识，又用了三年的时间只读经典和与经典相关的文献，这期间我很少与同行交流中医，尽量不参加中医社团活动，只是静心苦读。在这三年里，我被很多同学当成另类，很少有人理解我每天捧着《黄帝内经》(以下简称《内经》)在读什么，当别人炫耀他们的新发现或治好的特殊病例时，我总保持沉默。在痛苦的学习经典过程中，我经过了无数个如拨云见日般的狂喜，终于能够将《内经》中的方法实践于临床，并小有所成。在学习经典的过程中，体会到中医之道一直在经典之中，感悟到中医经典的伟大智慧，亦体会到了古人为传承医道的良苦用心。

现在回想起自己的学医经历，真是"疯三年，癫三年，疯疯癫癫又三年"。每个学中医的人都要鼓足勇气来迎接"疯癫"的学习经历。曾有朋友与我聊天，大谈他的中医理想，他强烈反对西医与西方文化，将中医经典奉若神明，言语中全是晦涩玄奥的医理。从他的言语中可知，任何中医、任何疾病他都不放在眼里。听了他的言论，我只能笑笑，这说明他正在经历"疯三年"的过程，只要对自己负责任，早晚会跳出来。还有的朋友与我聊天，避而不谈中医理论，只谈如何治病，谈哪个名医如何欺世盗名，或者垂头丧气地说医不可为而转谈宗教，感叹因果，我只能笑笑，这说明他正在经历"癫三年"的过程，只要对中医有信心，早晚会跳出来。经历了这些"疯三年，癫三年"之后的人，就会进入"疯疯癫癫的三年"，你会见到有些人读着读着中医经典一拍大腿兴奋不已，或者皱着眉头默默无语一页一页地翻书，忘记时间的流逝，这说明他马上就要步入经典之门了。

在经历了"疯癫"之后，我成为了一名执业中医师，我用临床疗效验证了经典的伟大。在断断续续的坐诊中，积累了很多细节上的经验，门诊人数由刚开始平均一周只诊一人，到如今日诊百人，病人多是口口相传。感谢中医经典给予我的一切，我非常幸运地初窥了中医经典的门庭，认识到了经典中所言天地之道的博大与精深，喜悦天天伴随着我。

独享快乐是孤单的，快乐必须与人分享才会更快乐。我写此书的目的是与同爱中医者共享中医经典带给我的快乐，将我从中医经典中的所得与大家分享，希望正在经历迷茫的同道，打算学习经典的同道，或是对中医经典有兴趣的同道，能借助本书所管窥的中医之道，为百姓带来健康，并由此对读经典产生乐趣。让我们一同继续深入研究经典，传承中医之道。

我每天都抑制不住地要对中医经典说："谢谢你。"希望读者读完此书后能放下忙碌的心，体会学习经典智慧带来的恬淡。

王伟

2014年2月

目 录

第三章　观天地，法阴阳

第四章　六经脉证

第七章　　**略谈《灵枢经》中的针刺**

第八章　　拨开迷雾学中医

第一章

———

熟读经典很重要

学习中医，不像学习西方医学一样，可以直接移植别人的经验。中医没办法这样传承，因为学习中医的过程实际上是自我成长的过程，我没有办法将我的经验直接栽种到你的思维里。在中医的学习中，老师只是个领路人，他可以在你遇到瓶颈的时候点拨一下，使你越过瓶颈继续前进，但是任何老师都没有办法代替你前进。有的人自己不读书，却期盼着直接获取别人多年苦学所取得的技术方面的成果，掌握一招鲜的绝技，使自己可以不费力气进入"高手"行列，这肯定是不行的。西医的技术可以移植，中医的思维绝对不可能被移植，而任何中医技术在没有相应的中医思维指导下都很难取得好的、稳定的疗效。因此大家不要期盼我有什么绝活、秘方之类，让你一下子就可以抵得过别人多年的苦学。我能做的只是尽我所能将真心想学中医但却未"得道"者领入中医经典的门庭。路要自己走，书还要自己去读。

为什么要强调读经典

我所说的中医经典，就是具有上古遗风的几部中医古籍，主要是《黄帝内经》《伤寒杂病论》《神农本草经》《难经》。热爱中医的学子总会收到劝告"一定要学习经典"。但通过我的长期观察发现，大多数人学习经典的态度存在两个问题：第一就是很多中医医生，虽然嘴上说一定要学习经典，但在临床中并没有用经典中的思维方法看病，而且处方很少用经方，针灸也是以阿是穴为主，临床疗效并不令人满意。可以说这部分人喊着要学习经典只是随声附和，通过喊着要学习经典来表明自己的立场，即表明自己不是革新派而是传统的正宗中医，但在他们心里并不明白究竟为什么要学习经典。第二个问题就是很多中医医生或老师，只是揪住《内经》中的一句或几句话大做文章，比如看到《内经》中云"阳气者若天与日，失其所则折寿而不彰"，就大论人体阳气的重要性，时时处处都要温阳；看到《内经》言"年四十而阴气自半"，就认为阴气很容易衰减，所以处处都要养阴；看到《内经》中言"凡十一脏取决于胆"，就说胆是人体最重要的器官，闲时一定要敲胆经等。这些人设定了一个具有迷惑性的推论程序：首先，《内经》的观点是最高明、最正确的；其次，我提出的观点来自于《内经》；最后结论：我提出的观点是最高明、最正确的。不难看出，这些人是先得出一个理论结果，然后再到《内经》中找到相应的原文，借机大发论述，以证明自己结果的正确性。他们将经典提高到很高的地位，实际是用了类比的方式将自己的观点提高到很高的地位，这种现象层出不穷。问题是《内经》非一人一时之作，体系庞大，无论你"发明"何种理论，都可以在《内经》中找到支持自己观点的论据。从他们的言行中，我不知道为什么要学习经典。

　　为了弄明白为什么要学习经典古籍，我遍览古书，希望能够找到答案。我发现如果通过后世注解入手理解《内经》，从中挑选出正确的解读，概率简直太低了，我是没有能力做到。因为我在读书中发现陈修园、徐大椿、黄元御、郑钦安等人虽然都奉《黄帝内经》为经典、为奇书，认为是无上宝典，但仔细研读他们的著作就会发现，他们所说的似乎并不是同一本书，虽然书名都是《黄帝内经》。《内经》的作者在书中所要表达的中心思想只有一个，但经过这些医家的注解却出现好多种答案，同一句话不同的注家会有不同的理解，甚至同一句话会注解出截然相反的两种观点。经典的原意只有一个，在这么多医家的不同注解中，最多只会有一个医家的注解与经典原意相符，甚至可能一个都没有。有很多医家为了炫耀自己的学识，在注解经典的时候故意用了华丽的韵词，并将经典简单的一句话注解成无限的引申意思，并引用大量丹道、术数等专业术语来解释，其实这些人并不是注解经典，而是借助经典注解自己，通过标新立异的解经来提高自己。从这些后世注解中，我同样没有找到答案。

我认识很多中医前辈，他们看病疗效不错，经验丰富，但很少读经典，他们认为中医是在不停地发展的，认为《内经》只是提出了中医理论的框架，是个雏形，经过后世医家不断地补充才变得完善，并且需要继续发展以使其更加完善。从他们那里我更无从获知为什么要读经典。

我看到很多人用一生来学习经典，最后用一副对联来形容却是"云在山头登上山头云又远，月在水面拨开水面月更深"。他们苦苦地一遍又一遍地读经典，似乎读一遍有一遍的感觉，但实际只是在原地画圈，感觉自己懂了一点，同时又引出更多的不懂，今天认为自己懂了，明天再看发现是错的，新想到的才正确，于是认为这次是真的懂了，可到后天又发现还是有问题！就这样不断地否定，不停地转圈。庄子云："吾生也有涯，而知也无涯，以有涯随无涯，殆已。"以有限的生命用于无限的学习中医经典当中，临退休或临终还说经典太深奥了，太难懂了，这是一件很可悲的事。因此我们必须弄清楚为什么要学习经典，要怎样学习经典，跳出这个类似轮回的圈子，读透经典。

我认为之所以强调读经典是因为中医经典中记载的是中医之道。"经"是达到"道"的最捷径的方式，故古人又言"经者，径也"。《内经》所言的就是"医道"，读懂《内经》（也包括其他经典古籍）是走进这个"道"的基础。古人言"经"，是因其用最简单的语言，最简捷的方式直指天地之道。因为最简单、最实用，所以这些书籍得以代代流传。

中国所有的传统行业都是"道"与"术"的完美结合，"道"即是天地的运行规律。明白"道"的先贤将"道"运用在各个领域，于是就产生了各行各业独有的"术"。无论哪个行业，上至宰相治国，下至农民种地，都运用这个"道"。不明"道"而行"术"，不仅不能有大成就，而且很危险。若不明"道"就种地，不能顺天时，那将颗粒无收；不明"道"而当宰相，治民不顺民意，则天下大乱。所以任何一个行业都必须遵从这个天地之"道"，行业虽不同，所求之"道"相同，此"道"百姓日用而不知，唯有心之人方可体察。同样，中医治病亦必须与这个道相同，若不用"道"只用"术"来治病，则是凭借经验，虽可有一定疗效，但终难成大医。

《道德经》《易经》等经典都在谈论这个"道"，所有经典都说这个"道"是最简单的。《道德经》云："吾道甚易知甚易行，天下莫能知莫能行。"《易经》云："易则易知，简则易从。易知则有亲，易从则有功。有亲则可久，有功则可大。可久则贤人之德，可大则贤人之业。

易简而天下之理得矣。天下之理得，而成位乎其中矣。"《内经》亦言："知其要者，一言而终。"也就是说如果学习占筮，那经典在《易经》（虽然《易经》不是单纯的占筮方面的书），即《易经》这套占筮方法是最易知、最易从的方法。学习中医，经典是《内经》《伤寒论》（虽然《内经》也不单纯是看病方面的书），即经典中所载的看病方法最简单、最有效，我们要学习不是因为它复杂，皓首穷经也读不会，恰恰相反，是因为相比后世医家的书，这些书中所言医道最简单，所用之术最有效。

读经典医书要保持平和的心态

读经典首先要发大慈恻隐之心，要耐得住寂寞。我们学习经典的目的是为了学习医道，而学习医道是为了给百姓解除病痛，使医者自己内心得到宁静。《内经》中反复言"无道行私，必得夭殃"，如果作为一名医者没有恻隐慈悲心，一心只为了追求名与利，而不顾患者的病痛，那么他不会静心学习医道，在医术上也不会有长足的进步，自己也不会享受真正的幸福。我的学习经典心得是：学会经典所载的看病方式，开不出大剂量的方剂。我在临床经常开桂枝汤原方，桂枝 9 克，赤芍 9 克，炙甘草 6 克，生姜、大枣自备，药钱一共也就一元左右。这在我的日常诊疗中不是最便宜的，葶苈大枣泻肺汤我偶尔也开，葶苈子6克，大枣自备，药钱不到一毛钱。经典教的就是这么简单质朴的东西，所以耐不住物质诱惑不要学习经典。

学习经典还要心怀感恩之心。每当我拿起《内经》，对《内经》作者的敬佩和感恩之心便油然而生。我不知道《内经》的作者是谁，但对他或他们我是心怀感激的。他们写书的目的就是为了传承医道，使得我们后辈学子能够沿着他们的文字记载，找到一条通往中医最高殿堂的道路。我不知该用什么语言来表达对经典作者的感恩，甚至都无从知道向谁表达，因此我所能做的就是好好读他们的文字，尽我所能传承医道。

学习经典还要正信祛除邪念。学习经典要有强烈的追求真理的愿望和不达真理誓不罢休的信愿。在阅读《内经》的时候，你可能会遇到其他人向你鼓吹某人的新理论，或某个培训班的课程多么神奇，这时，你必须坚信《内经》所言之医道为最上乘的。我在迷惑的时候曾四处求学，走过很多地方，学过很多新疗法，知非即舍，现在我舍弃一切经验，坚定地学习经典。学习经典的过程中无论遇到什么阻力，遇到什么解不开的疑团，我们都需要坚定地相信：只要朝经典所指的方向努力，这些阻力将成为我们成长中宝贵的财富。

有人担心《内经》所言之理太深，读不懂，学不会怎么办。我坚定地告诉大家，只要有单纯的信愿，就一定能读懂、学会。因为如前所言，《内经》作者写书之目的不是为了让你迷惑，而是为了让后人得道，让后人明白，你是真心想要，他又是真心要给，因此一定能得到。孔子曰："仁远乎哉？我欲仁，斯仁至矣。"只要真心想学经典所言之道，其道必会应期而至。

返本还源学经典

我们要掌握经典中所载的医道，首先必须明白信息是怎么接收的。

在日常生活中，我们通过语言或文字来传达与接收信息：首先将信息转化为对方可以理解的信息，通过语言或文字传送出去，对方通过感觉器官将文字或语言接收，转化为自己所理解的信息，如此二人便发生了信息交换。若要保证信息在传输过程中没有变质，则必须保证正确地传输了信息，同时正确地接收了信息并准确地转化信息。如果在发出信息时出错，如用了错误的词组或在关键字上出现错别字，对方就不会接收到正确信息。如果正确地传出了信息，而对方没有接收或接收过程中转化错误，则信息无法正确传递，即甲说话乙没有听，或没有专心听都接收不到信息；或乙本来就对甲有成见，则无论甲怎么表达，乙都有可能转化错误。明白了信息的传递，再谈对经典的学习就好办了。

经典的作者已经很清楚地表达了所要表达的信息，现在就看我们能否接收和转化好了。所以读经典第一必须要专心读，即做到接收；第二就是要保证不变质地转化，而保证转化不变质的前提是自己要没有成见，如果有成见则转化就会出错。所以我一直要求自己忘掉一切去读经典，只有自己是白纸才能让经典的原意写在上面，如果自己已经有很多知识了，经典是进不去的。我们若要原原本本地学习经典中的知识，只有靠三十六计之"借尸还魂"。

"有用者，不可借；不能用者，求借。借不能用者而用之，匪我求童蒙，童蒙求我。"（《三十六计·第十四计》）我所言借尸还魂，并非要我们把自己的思想强加到《内经》上，借《内经》这个不会说话的"尸"达成我们功成名就的心愿。恰恰相反，是让《内经》借我们来传承与弘扬它的道，我们是被借者。"有用者，不可借；不能用者，求借"，如果我们很"聪明"，有很多知识，很有主见，读《内经》时会附带上我们的主观见解，那我们就不可能读通，因为我们是"有用者"。我们必须忘掉自己所学的一切知识，"为学日益，为道日损"，将自己损到一张白纸，这样才具备了传承经典的条件。"借不能用者而用之，匪我求童蒙，童蒙求我"，当我们具备了条件成为"不能用"的"童蒙"时，我们不能坐等经典找我们，相反应该主动去读经典，要去主动请求让经典借助我们的身体传承，请求经典智慧融入我们的身体。积累知识开始很快乐，越积累越痛苦，因为始终不见"庐山真面目"。相反"为道日损"地将自己与经典合一刚开始会很痛苦，会经过无数次拉锯一样的心理战，一旦真的放下了，就会越来越快乐，这种快乐由心而生，甘甜无比。大家准备好"清空"自己了吗？愿意做快乐的"童蒙"吗？

读经典要坚守的方法

第一只读经典图书。要原本而纯正地传承医道，学习之初就必须只读经典，就是在读经典的时候，只读经典书籍《伤寒论》《黄帝内经》《难经》《神农本草经》《脉经》，其他后世一概先放一放，因为在树立正确的经典理论框架之前，阅读后世图书很容易被其中理论所迷惑，最后找不到回来的路。中国古代的教育都是如此，小孩子学习的时候，先把四书五经充分掌握，待四书五经的框架在孩童的思维结构中牢固树立，再阅读其他书籍，这样就不容易偏离正道，否则很容易走极端。学中医也是如此，如果全面地掌握了《内经》的思维体系后，再阅读其他医家的书，就会有很深的理解。相反，如果没有《内经》思维体系的支撑，再好的理论、再好的方剂也无法应用得当。

第二只读经典图书的原文。成无己注解的《伤寒论》是成无己的理解，尤在泾注解的是尤在泾的理解，这些都不是张仲景《伤寒论》的原意。有很多人说看了某个人注解的经典之后明白某穴或某方某药怎么用了，在我看来，这是一种片面的认识。因为经典所讲授的医道是一个整体，不可能抛开整体而只明白某个局部的知识。读经典明白了就是明白了，不可能只明白经典的某句话。我们读经典只读原文，文字不明白可以参考一下《说文解字》，哪句话不懂也不要急着看注解弄懂这句话，不懂就是不懂，待经典的"大森林"种好之后，内里的"树木"自会看得清楚。

第三读懂经典图书所载的第一义。读经典，很多人会不自觉地从文字背后挖深意，从无字处读经典，甚至为了表明自己观点的高明，将经典表达得很简单的道理无限发挥，甚至对经典的一句话大发感慨和论述。本来经典用一句话表达清楚的事，非要洋洋洒洒写上几万字的注解，最后依然没有真懂这句话的意思。这样做实在是太辜负作者的苦心了。经典中留下的文字是为了传承医道，作者用最简单的文字，最直接的方式记录下来，若我们过分地去注解，结果是本来经典要帮助我们提升到他的层次，而我们这边却在拼命把经典往下拉到我们的层次来。事实上，大道至简，经典中记录的内容朴素直接，直指其意。曾经有人对张仲景的评价为"用思精而韵不高"，真是如此，整本《伤寒论》没有优美的韵词，甚至有很多方言，如此朴实的文字就是为了直接告诉我们他的思想，我们却乱加猜测，将简单的道理复杂化。因此我们不要用注解经典的心读经典，经典告诉我们什么就是什么，不需过多玄奥的解释。

第四要持之以恒读经典。我并不建议背诵经典，因为这样除了会在同行面前炫耀一下，实际效果并不好。我也不建议大家没白没黑地读经典，这样效率很低。我的建议是每天抽出一到两小时，睡前或晨起都可，拿出一本经典，随意翻着看就行，不要用力思考，只要记住经典所讲的大概意思便可，让其意自然浮现。只要持之以恒，有三周时间就会形成一种习惯，这种习惯会给你带来快乐。不要把读经典当成是个苦差事，就像早晨跑步一样，虽然开始有些吃力，三周后就会乐在其中。

理、法、方、药贯穿的看病模式

我通过读经典所学到的看病模式可以用理、法、方、药四字概括。医生必须先明白"阴阳逆从"之理，无论疾病多么复杂，谨守阴阳大法，无论别人怎么干扰，都要守住中道。看到病人，通过某种方法（主要是望、闻、问、切四诊），了解病人阴阳的偏差，明白病人现在所有表象的内部机理，然后根据病人的阴阳之偏，设定一个"法"来纠正偏差，最后在理与法的指导下选方用药。

淳于意读经典三年大成

在《史记》中记载了淳于意的学医经过，记录方式为第一人称，可见为淳于意自述，史官做的记录，现摘录于下。

自意（淳于意）少时，喜医药，医药方试之多不验者。至高后八年，得见师临淄元里公乘阳庆。庆年七十余，意得见事之。谓意曰："尽去而方书，非是也。庆有古先道遗传黄帝、扁鹊之脉书，五色诊病，知人生死，决嫌疑，定可治，及药论书，甚精。我家给富，心爱公，欲尽以我禁方书悉教公。"臣意即曰："幸甚，非意之所敢望也。"臣意即避席再拜谒，受其脉书上下经、五色诊、奇咳术、揆度、阴阳外

变、药论、石神、接阴阳禁书，受读解验之，
可一年所。明岁即验之，有验，然尚未精也。
要事之三年所，即尝已为人治，诊病决死生，
有验，精良。

引文的大概意思是淳于意学医多年，治病亦多年，
起初用药"多不验者"。后来又跟随公乘阳庆学习，老
师公乘阳庆看到淳于意是可造之才，告诉他"尽去而方
书"，就是忘掉所有以前学到的方书知识，传授他先古
遗书，多年的学习方书没有使淳于意成为大医，尽去方
书后学习先古遗书一年医技大增，三年后便成为决定病
人死生的大医。而现在好多学医者学了一辈子，还是头
疼医头，脚疼医脚，自诩水平很高，而实际治病疗效很
差，偶有中病则高谈阔论。淳于意的经历告诉我们，学
中医的方法其实很简单，只要忘掉后世所有的医书，苦
心钻研上古遗书，一年便可成材，三年便可成大材。虽
然淳于意所学的上古遗书我们无法见到，但从内容来
看，《黄帝内经》与淳于意所学上古遗书内容相近，甚
至很有可能《黄帝内经》中所收录的文献资料就是这些
上古遗书。可见淳于意总结的最好的学中医方法是深入
地学习《黄帝内经》。

同学提问

问：经济基础决定上层建筑，一个时代的文化水平与当时的生产力有关，汉代之前我国的生产力非常低下，从近年出土的大量汉代及汉代以前的医书看，这些书层次不高，如《五十二病方》《武威汉代医简》《敦煌石刻药方》中所载的方剂组方没有君臣佐使，都是些类似偏方性质的方书，很难高效地指导临床。汉代之前人的寿命很短，一方面与战争等因素有关，另一方面也反映当时医疗水平确实落后，根本没法与我们现在的医疗水平相提并论，师兄认为以当时的医疗水平如何能写出像师兄所说的超高水准的书？

答：我非常敬佩那些搞医学文献的学者，他们几十年如一日的从堆积如山的中医文献中推理出可能指导临床的知识，但他们经常忽视一个问题：我们不能通过某一时代大部分医生的水平来推断某一医生的高度，更不能由此推断中医所能达到的最高水平。汉代整体医疗水平较低，否则张仲景二百多人的大家族也不会被疾病消灭到仅剩十余口人。淳于意的医案中记载了大量太医误治的医案，可知当时被误治冤死的人数相当多了。张仲景著的《伤寒论》中大量篇章都是在讲述疾病被误治之后的治疗方法，可见张仲景当年行医时遇到大量的病人都是被误治加重的。

近年出土的一些汉代医书医学水平确实不高，也确实反映了那个年代的整体医学水平。黄帝、扁鹊、华佗、张仲景等医生的医学造诣远在他们生活的时代之上，他们掌握了天地运行之道，并将道运用于临床，取得了神奇的疗效而被世人神话化。唐代王冰注《黄帝内经》就很确定地说《内经》一定是黄帝作的，因为他不相信如此高的医学造诣会出自凡人之手。经典的作者究竟是谁并不重要，重要的是这些人对人体的认识达到极高的高度，并且告诉我们如何达到这样的高度。如果你发现身边所有的中医师都治不好病，那绝对不能草率地下结论中医是伪科学，因为你所看到的中医师不能反映中医的高度，同样，我们通过散落的古代文献也无法窥探经典作者的高度。请相信经典所达到的高度是无法用语言表达的，只能用心体会，并且我们应当致力于达到这种高度。

问：您是在遍览群书之后才说要深入学习经典，对于我们没有接触过后世医书或后世医书看得很少的师弟师妹，这样做可以吗？

答：如果没有把后世医书都看一遍，很难生出持之以恒学经典的定力，很容易被一些宣传所诱惑。现在社会上对某些疗法的效果多过分夸张，初学之人很容易随波逐流。读不读后世医书，这个问题让我想起了《灵枢经·禁服》里的内容。

《灵枢经·禁服》："雷公曰：愿为下材者，弗满而约之。黄帝曰：未满而知约之以为工，不可以为天下师。"雷公问黄帝，作为一个"下材"，没有超人的资质，没有过人的学识，是否可以得到《内经》中的精华？黄帝回答说如果想成为一个以看病为最终追求的工，只要直接掌握浑束为一的智慧，并坚定不移地往深处走便可，因此如果想要做一名合格的临床医生，不必要读后世医书，只要一心深入地学习经典就可以如愿。但是如果你不仅仅是想做一个医工，更想做一个传道授业的天下师，传承医道，那就必须什么都会，以便根据学生的不同资质和知识情况设立教育方式，并解答学生的疑问。黄帝还是很仁慈的，将一些精华知识传授给了只想为工的雷公。我认为能够不读后世医书而坚持只读经典的人，要么是已经看过了后世大部分的医书，确定中医的理论核心在经典并对其无比坚信，要么就是有超人的定力与智慧，能避开诱惑。无论是读了很多后世医书的学子，还是什么都没看过的初学者，在学习经典上起点是一样的。我走了太多的弯路，才体会到必须一门心思地深入学习经典，我希望大家不要再走我走过的弯路，静下心来只读经典，这是最好的捷径。

问：您说的忘掉以前所学的知识学经典，是忘掉所有的一切中医知识吗？需要记住的是什么呢？

答：如果你不忘掉，你就会总试着说服我或与我辩论，那经典就不可能告诉你它的本意。所以能忘掉的都忘掉，包括最基本的阴阳五行的定义、药物的功效、穴位功效、每张方子的适应证等。需要记住的是经典中一定不移的东西，如《伤寒论》中方剂的组成，《灵枢经·本输》中穴位的定位，《灵枢经·经脉》中经络的走行，这些需要记住。

需要提醒的是，很多以前可能确定正确的知识，忘掉之后再看时就不一定认为正确了，因此能多忘别少忘。我在读经典时对此有很深的体会，有时一个点通不开，怎么也想不明白，清空以前所学后答案就自动出现了，之前杂乱的知识就像迷雾，雾散后自然就看到了前面的路，读经典在这个时候是最快乐的。

问：您不让我们看后世书只读经典，难道只有经典是正确的，后世都是错误的吗？

答：经典所言为医道，后世所言也是医道，但也有很多是在谈论经验和独特见解，这就有些偏离医道了。医道是很圆融的，经典与后世高明医家所言都是这个"道"，只是切入点和表达方式不同。这就好比爬山，山可以从南、北、东、西各方向爬，爬到山顶后才明白原来这些道路都能上山，但是在爬山的过程中最好是一条路走到底，如果每条路都走走看，很难爬到山顶，反倒会觉得每条路都不通。在所有这些路中，我个人认为经典这条路最简单、最容易。

问：请问这么多的理论，我们怎么分辨出哪些理论是得道的理论，哪些理论是错误的理论？如何鉴别理论真伪？

答：现在中医理论确实繁多，我们没必要每一个理论都深入研究，然后再对这个理论进行评价，这样做便如夸父追日，只追求表象而不得究竟之道。越是得道的人越不会夸夸其谈地炫耀自己的知识，而善于夸耀的"夸父"必未得道。我们没必要知道哪些理论是正确的，也没必要与眼下名目繁多的理论争辩，只需坚信《内经》理论是最高明的便可。

我接触过很多中医学派的理论，现在我个人对医理真伪的鉴别主要通过以下四点：①该理论是否源自经典。这里的经典主要是《黄帝内经》，如果不是源自经典，则非我所当学。②该理论是否与天地道理相合。很多人打着《黄帝内经》的招牌忽悠人，而该理论如果真是源自《黄帝内经》则必是天地之理，放之四海而皆准，没有局限。最重要的是天地的道理可以经得住反推，很多自诩高超的中医医理不能反推，亦不敢举一反三，如此则绝非真正之医理。③该理论是否简单实用。任何玄奥的理论听起来都很像真理，但是真正的真理都是很简单很朴素的，大道至简，天地之道本不复杂，何必非要将其复杂化。④该理论必须经过临床验证，即说出这套理论的人必须是临床大家。金元之后，大量文人学医，其说言辞多很华丽，而于临床实用脱节，尤其是近几年很多理论是未经过临床专家研究而得的，很多数据不真实，难以取效。

问：您让我们读经典，除了《黄帝内经》与《伤寒论》之外还有哪些书是经典，有没有版本的要求？

答：任应秋前辈曾经总结过中医十大经典，我很赞成这十本书，分别是《素问》《灵枢经》《黄帝八十一难经》《伤寒论》《金匮要略》《神农本草经》《脉经》《中藏经》《针灸甲乙经》《黄帝内经太素》。这些无论真不真，都还存有上古遗风。至于《温病条辨》，我个人认为可以先放一放。至于版本问题，大部分经典版本上并无很大差异，唯独《伤寒论》版本众多，差异较大，我建议以《脉经》记载的《伤寒论》内容为主，因为这是最接近张仲景原文的记载，再参考孙思邈《千金翼方》与宋代《太平圣惠方》中收录的《伤寒论》原文，还可参考现在通用的赵开美翻刻宋本《伤寒论》，清代陈士杰翻刻的《金匮玉函经》，以及敦煌残卷。至于现在网络盛行的桂林古本《伤寒论》，从文献上看造假太粗糙，虽然有很多条文写得很符合你的主观期望，但是毕竟是伪书，能反映清末一些医家的观点，绝不是张仲景的观点。

问：从文献上看，有很多观点认为张仲景看病不用《内经》理论，尤其是日本汉方一派，认为不用中医理论指导使用经方也可以效果很好，请问您认为该如何看待？

答：我不赞同这种观点，很多文献研究的目的是为了让自己的理论站住脚，而不是本着对事实本身尊重的态度做研究，因此很多文献的资料过于片面。正史没有为张仲景立传，而其威望却一直在后代延续，这说明张仲景有很好的民间基础、群众口碑。大家可以试想一下，若要成为一个三里五村的名医单凭经验或许可以，但若要成为一个连医生都敬佩的高疗效的明医，成为那个时代医生的标杆，则必须有很严密的理论体系。而且从《史记·扁鹊仓公列传》里可知扁鹊和仓公都有很严密的理论体系，扁鹊见蔡桓公时就已知疾病传变体系，因此可推知张仲景一定是有一套严密的理论体系的。张仲景之所以不言理论，只能是因为《内经》已经将理论讲到了完美的极致，后人再写书也无法超越，所以张仲景只能对《内经》的实用性做发挥，将具体看病方法写成《伤寒杂病论》，以辅助《内经》弘扬医道。如同张仲景的弟子卫汛著有《小儿颅囟方》《四逆三部厥经》《妇人胎藏经》等，并不是因为卫汛只会治这些小儿、妇人病，而是他的老师已经将看病的方法写得很详细，他只能对老师没有详细写的地方增补一下，目的是为了更好地弘扬医道。

问：很多人说学习中医必须配合打坐之类的，您认为打坐之类的修行方法对学习经典有帮助吗？

答：我们做任何工作都需要全身心投入，专心致志地工作。现在的社会风气很浮躁，很少有人能静下心来专心投入做一件有意义的事，我们读经典的时候也很容易思维乱跑，或读几分钟就开始烦躁，这就需要我们有很好的静心功夫，定下心来方能深入读经典。《灵枢经·官能》言："语徐而安静，手巧而心审谛者，可使行针艾，理血气而调诸逆顺，察阴阳而兼诸方。"就是只有心足够静的人方有可能深入经典而行针药，其实任何行业若要达到顶峰都需要静心，古代的三教儒、释、道都很强调静心。因此任何有助于静心的方法我们都可以借鉴，如静坐、书法、品茶、打太极拳、诵经、祈祷等，人的爱好不同，不可要求所有人都用一种方法静心，任何一种方法只要你喜欢都可以，但是如果不喜欢也不强求，它们只是方法而非目的。

第二章

———

回归古人的思维模式

希望大家在阅读这一章之前，一定要按照我前面所说的，忘掉所学的知识，重新读几遍《黄帝内经》，以便于继续一起探讨经典。很多人已经习惯于戴上有色的眼镜来看经典，以及这个世界，这时候如果摘掉眼镜，看到丰富的经典知识和炫彩的世界会很不适应，这时内心会有很强烈的诱惑重新戴上眼镜，并且会有很多理由来说服自己戴上那个眼镜，回到原先已经根深蒂固的思维里，这是一个考验，需要你有坚定的信心。如果你已坚定地放弃眼镜，请和我一起将自己融入经典。如果读者朋友的经典基础不很牢靠，读这一章可能会有些眩晕，但请你依然试着读下去，同时多翻看经典，回头再看就不会难懂了。

《黄帝内经》非一人一时之作

《黄帝内经》非一人一时之作，从文字上看有的很古朴，有的相对华丽一些。《汉书·艺文志》中记载有《黄帝内经》九卷，古人将竹简用牛皮绳串起来卷成一个卷为一卷，一卷最多只能写三千字，九卷最多也就三万字，现在流传的《灵枢经》《素问》字数远远超过这个数字，因此我们现在看到的《内经》并非上古经典《黄帝内经》。现在流传的《内经》从内容上看前后联系，虽有部分矛盾，但主要思想和基本概念还是比较统一，不是一堆汉代各家学说的大杂烩。因此我们可以推测，现在流传的《内经》是由最早的《黄帝内经》作为原始框架，经过后人不停地注解而成为现在流传的《内经》。在《内经》中我们可以看到由《灵枢经·外揣》言"九针九篇"逐渐增加到《灵枢经·禁服》言"通于九针六十篇"，最后成为现在所见到的《内经》，这经过了很长的时间。

经典的文字之所以越来越多，是由于最早的经典用很简单的语言记叙了医道，只要拥有上古之人的思维方式，很容易就可以领悟医道，可是到了中古或末世，人们的领悟力和心境不如古人，看不懂经典了，如果不与时俱进，对经典做些解释，将会"散于后世，绝于子孙"（《灵枢经·禁服》）。为了使医道传承下去，很多得道的前辈在经典的基础上加了一些作为注解的篇章，这样经典文字便增加到现在这么多。好在《内经》成书较早，大部分注解《内经》的前辈均为"得道高人"，因此现在的《内经》还是谈论医道的经典。

古人写书"述而不作"，古人著书均是如此。孔子几近圣人之才亦不敢著书立说，只是对上古经典进行整理注解，学生我亦不敢著书立说，只是将自己领悟到的经典医道再用更通俗的语言描述一下，最终目的还是希望更多的中医同道学习中医经典，并传承中医经典智慧。

古人天人合一的思维模式

读《内经》要先回到古人的思维里。古人认为世间万事万物都是宇宙的缩影，每个事物都包含有宇宙的全部信息，大到天地，小到一粒粟米，都遵循着一个共同的规律运行，这个规律古人用"道"来命名。每个行业都必须遵循这个"道"，"道"从细小的事物中很难发现，天地是最大的事物，对"道"彰显得最清楚，因此每个行业都是将重点放在对天地的认识上，而对行业的具体操作细节放于末位。《内经》所写内容也遵循这个规律，先谈天地，再谈人体，并且在谈论人体的时候也处处联系着天地，不会离开天地空谈人体。西方哲学与东方哲学在末节与表述上区分很大，我个人认为核心并无本质差异。西方认为上帝按照自己的形象创造了人类，即人与造物主本质没有区别。中国人则认为人是天地之气所生，天地之道与人之道同，人就是小的天地。这是同样的道理用不同的语言表述而已。

上古之人通过观察，将天地之道的运行规律用河图和洛书表示，两图如下：

河图   洛书

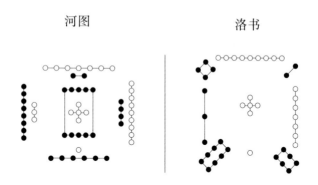

　　河图相传为伏羲所画，以表天象，并创八个卦象，以此推演万事万物的规律。洛书相传为大禹所画，以表地理，并依此画天下为九州，依此治理天下。事实上这里的伏羲与大禹都是托名，战国时期的每个学派都会选几个上古之人托名为本学派的祖师，如墨家首推大禹，道家首推黄帝，儒家首推尧、舜。这两个图分别托名伏羲与大禹，当为反映两个学派的思想，分别为阴阳学派与五行学派。阴阳学派主要偏重于对阴阳平衡的探讨，讲究时时处于中和之道，不可偏阳也不可偏阴。五行学派的主要思想为五行的传变，讲究生活在天地之间要顺应五行传变规律，行事不可逆天运。所有的中国古代文化都源自于古人对天地的观察，都用阴阳和五行说理，也就都离不开这两个图，都离不开这两套理。这两套理起源虽为二，然所言之理为一，故后人将两套理论完美地融合到一起，将两套理论分别作为先天与后天，即河图所传达的为先天八卦，洛书所传达的是后天八卦，一个言道，一个言器。《易经·系辞》言："形而上者谓之道，形而下者谓之器。"人的思想很难用语言来记录，也很难用语言准确表达出古人的思想。下面我勉强用文字描述一下这两个门派在认识上的异同。

阴阳之道

阴阳学派认为世界的生成过程为无极生太极，太极生两仪，两仪交感万物化生。即所谓"道生一，一生二，二生三，三生万物"。世界起初是一个大混沌，混沌分而为阴阳，阴气下降，阳气上升，就是说阴气与阳气本是一气，这一气中轻灵的部分上升而为天，重浊的部分下降而成形为地。这就产生了两极，一个是极阳的天，一个是极阴的地。如果只是一分为二则天地间只有一个属阳的象和一个属阴的象，不会有任何的生机，也就不会有这个缤纷多彩的世界，只有"二生为三"之后才有"三生万物"。这个二生为三就是阳气下降，阴气上升，"天气下为雨，地气上为云"，这便是阴阳二气的交感，在这个交感过程中产生了万事万物。如果要继续理解阴阳，还必须做的一件事就是忘掉教科书所教的阴阳的定义，阴阳并非哲学中定义的矛盾，也并非热水属阳、冷水属阴的刻板二分法，阴阳本是天地之道。放下以前的认知之后，我们继续沿着古人的思路来认识我们生活的世界。

　　我们生活的世界如此缤纷美丽，究其本质为三生万物的结果，即阳气下降与阴气上升的过程中阴阳二气相互交织而呈现的各种景象，《道德经》言"万物负阴而抱阳"，世间万物产生的机理都是阴阳气的交感，只是因各物中阴阳气的多少不同而呈现出大千世界。在这个大千世界中，阳气最多几乎没有阴气的就是天，阴气最多几乎没有阳气的就是地。同时，"本乎天者亲上，本乎地者亲下"，凡是阳气多的事物都会有像天一样清灵的特点，凡是阴气多的事物都会有像地一样重浊的特点。世上的事物我们都可以通过其外部表象来推测出阴阳气的多少，比如同样是动物，鹿与乌龟相比鹿体内的阳气多，而龟体内阴气多；鹿角为鹿之精华，阳气多，龟板为龟之精华，阴气多。一株植物，枝叶中所含的阳气偏多，而树根中所含的阴气偏多。如果学习宋代的程朱理学首先要做的就是格物致知，对于我们来说就是放下自己的心来感受世界万物的阴阳属性，准确地觉察到物体的阴阳气有多少。作为万物之灵的人，在正常状态下是阴阳匀平的，男人会稍微偏阳盛一些，女人会稍微偏阴盛一些。人之所以会感觉不舒服是因为外感六淫、内伤七情、饮食劳倦等因素导致人体阴阳失去平衡而出现各种症状，就会得病，医生治疗的目的就是用各种方法帮助病人恢复阴阳平衡的状态。

阴阳学说在历史上同样也在指导着古人修心养性。如果一心不动，则是石头、枯木，人活着就会动心。如何动心而不偏离阴阳匀平则是古人一直在探索的。因七情内伤亦可致病，保持心静平和相对来说就很重要了。保持心不死，但仍内心宁静平和，这是大多数人经历世事变迁后最终追求的心境。心若外求，即是追求通过获得或控制某一外在事物或实现某一结果而达到内心平和，不论设定的目标多么难以实现，最终只能在短时间内达到内心的平和，而不是永久的平和。现在大部分人都执迷于外界条件满足之后的内心平和，但在这些条件都实现后就真的平和了吗？在得到想要之物的一瞬间或许你会很平静，很放松。但这种平和维持不了多久就会又坠入下一个欲望中，这些无休止的欲望"轮回"，使内心总得不到安宁，疾病便会产生。中国古人发现了跳出"轮回"的方法，那就是内求，就是时时刻刻守护自己的心，让心保持在"恬淡虚无"的状态。《内经》所言"恬淡虚无，精神内守"，为医生修身养性的核心，如果每个中医都能以修心为第一，时刻守护自己的内心，那就可以使内心时时处于淡淡的甜美，自己不执着于身外的名利诱惑。保持这种心境学习经典和看病，第一自己可以健康快乐，第二可以救贫贱之厄，第三可以疗君亲之疾，这是张仲景写在《伤寒论·序》中的内容，是张仲景教学中的第一堂课，可惜大部分人对此并不重视。作为医生首先要正身，然后才能去纠正别人，"同于道者，道亦乐得之"，我们只要保持恬淡虚无的心去学习经典，经典智慧亦很容易被我们体会，这样自会看病效如神，其余名利之事自会有老天打理好，不需我们过分操心。《内经》作者所向往的大同世界是人人"美其食，任其服，乐其俗，高下不相慕"。古代不同服装代表不同职业与地位，在大同世界里，每个人都非常享受自己的职业给自己带来的内心甜美，享受不同国度的欢乐，守住自己甜美的内心，不去与别人攀比。我个人认为只有中国古人所提倡的大同世界可以实现，因为其他人所创想的大同世界都是依赖于外在条件或外在制度来实现的，而中国古人却看到了世界不和谐的根源并非外在，而是人的内心，如果每个人内心都不安宁，那么无论外在条件如何好都不会和谐。所谓大同世界，其实就是每一个人内心达到了和谐甜美，然后大家聚在一起并辅以相应制度保障的社会。

　　阴阳学说亦可用于处世之道中，即谨守中道。这里所言之"中道"并非是做好好先生，这里的"中"也非指二分之一的位置，而是说无论做任何事都不可偏离该事物的中道，而这个中道往往是由该行业的得道祖师根据行业特点总结出来的。以医生为例，医之中道就是安安心心给病人解除病痛，在看病过程中只做医生该做的，不可以向病人谈论鬼神，不可以与病人做各种商业交易，不可以向病人出售与治病无关的任何物品。鬼神是巫师走的道，卖东西是商人走的道，医生就要守住自己看病救人的中道，不可偏离。只有做事不偏离中道，我们的心才能不偏离恬淡。孔子一生都谨守中道，孔子是儒士，因此他只教学生天地之道，以及与周礼相关的知识，他并不谈论死后事和怪力乱神，孔子的避而不谈并不代表他不知道，而是谨守作为儒士的原则。这恰恰为我们后世做了一个非常好的榜样，从这一点看孔子真不愧为万世师表。

五行之道

五行学派则是从另一个视角来观察世界。五行学派认为世界本是一气，一气化而为五，整个世界是由五种能量组成：南极火的能量；北极水的能量；东极木的能量；西极金的能量；中央土的能量。土的能量是最中和的能量，土的能量最多的地方是中原，越往南火的能量越多，越往北水的能量越多。一年四季天地中的五行能量也会有偏差，夏天火的能量多一些，冬天水的能量多一些，春天木的能量多一些，秋天金的能量多一些。天地间的任何事物都是由这五种能量聚合而成，每一种能量都有其特定的属性：木曰曲直；火曰炎上；金曰从革；水曰润下；土爰稼穑。我们可以通过物体的外部表现判断出该物体内部五种能量的多少。天地间无生命的物体中，木头所含木的能量较多，金属所含金的能量较多……其他可以此类推。有生命的植物中，味道以酸味为主的含有木的能量较多，味道以苦为主的含有火的能量较多，生长在西方的植物金的能量偏多，生长在东方的植物木的能量偏多……其他可依此类推。人为万物之灵，人体内五行能量几乎匀平，体型瘦高的人木的能量稍微多一些，黑胖的人水的能量稍多一些，只要五行能量总体接近匀平，人就无病。当五个能量比例失衡时人就会得病，医生就是运用各种手段，将病人的五行能量调平衡。

五行能量如果静止不动，则无生机，天地乃至人体的五行能量运动以相生为顺。这种相生顺序最清晰地表现为天地四时的变化，天地五行能量由春木旺逐渐转变为夏火旺，再至长夏土旺，再至秋金旺，再至冬水旺，再回到春木旺，如此生生不息地流转。在古人的思维里，如果四时定格于任何一个能量不继续流转下去，天地便失去了生命，天地间也不会有任何生物。四时的流转如果出现了过急或滞涩，如不到夏天，火的能量就提前到了，或者已经到了夏天，火的能量还没到，则天地间的生物就会受到不良的影响，每年天地间五行能量运行可能出现的问题在《素问》最后的"七篇大论"中都有详细记录，若要精研此七篇，没有扎实的古代天文和历法知识做基础是很难读懂的，亦很难用于临床，绝非现在流行的问问病人的生辰或得病时间就对其病情做判断这么简单。五行学说在应用上，上可以治国、下可以治病。例如在古代，巫师通过各种方法判断出今年天地之间哪一个能量出现了问题，他会根据具体情况选择特定时间祭祀朝拜天地，将特定动物的五脏之一放于祭祀的正位，其他脏器根据具体情况放于次位。假设某年天地间能量单纯火不足，有可能的祭祀方法便是将属午火的马的心脏放于祭祀主位，通过一定的仪式壮大这个能量场，以期盼可以影响天地，这实际是给天地开了一张处方，以缓解天刑。这种方法究竟是否能够影响到天地间五行能量的流转，是否只是古人天真的臆想，目前无法判断。

人体五行能量也是以顺生流动为良，轻微地流动过慢或过快则病轻，五行能量滞留于某种能量时，起初只是会表现出该能量的病变，如果该能量继续增加且不流转，则会按相克或相侮的路线传下去，以相克之传为多。以木为例，能量堆积于木，随着木的能量堆积人开始会表现出木病；如果木病不得以纠正，继续蓄积一段时间便彻底打破了平衡，木的能量会去克制土的能量，土便得病，此为逆；也有可能木的能量继续蓄积到一定时间而去反侮金的能量，金得病，此为孙子打爷爷的大逆。木去克土之后如果还是得不到纠正，过一段时日土便会去克水，水病，继续则去克火，火继续下去就会克金，金如果再去克木，木本已病再受克，必死，其死多发于庚辛金日。

　　五行学说亦可用于修身养性。对于由精神和肉体组成的人，代表"火曰炎上"质轻无形的是人的精神，代表"水曰润下"质重有形的是人的肉体，肉体能量生精神，精神能量滋养肉体，中间经过木、土、金，作为两极则是水与火，如此循环往复。后天八卦即是以水火为两极立论，人可以控制的就是一定要让水的能量上行，慢慢滋养心火，同时要让火的能量下行慢慢滋养肾水。水为肉体，因此我们一定要运动肢体，"流水不腐，户枢不蠹"，我们不能过于懒惰使得肉体能量堆积而不运行，这是现在很多人所犯的通病，每天海参、鲍鱼吃着补养肉体，却又坐着汽车不去运动，这样水的能量便会蓄积而得病，如此当减少能量摄入，增加运动。但现实中经常看到的是这些人总喊自己虚，找中医大夫进补，这便是《素问·上古天真论》所言"不知持满"。心火一定要下行，就是一定要沉下心来，只有静下心来才能滋养身体，不要为了求得一时痛快而去放任其外骋。现在外界的诱惑使很多人心不能沉，并且沉迷于名利之中，在得到欲求多年的名利后却没有身体去享受，这便是《素问·上古天真论》所言"不时御神"。《道德经》对修身养性的总结为"虚其心，实其腹，弱其志，强其骨"，这也是中医讲的"水火既济"。

另外，也可以将五行学说用于为人处世。我们与外界人或事的关系不外乎以下几种：①付出。我们把能量给某人或某事，此为我生，为"子"，在现实中对应的是子孙、学生、下属及掌握的技术等，这些都是需要不停滋养的。②索取。从某人或某事中索取能量，此为我克，为"财"，现实中对应的为金钱、奴隶、贵重物品等，这些是我们去索取的。③被给予。某人或某事主动给我们能量，此为生我，为"母"，现实中对应的是居住环境、房屋、汽车、工作单位、父母、老师、宗教等，这些都是滋养我们的。④被索取。某人或某事主动索取我们的能量，此为克我，为"官"，对应现实为官府、疾病，以及名声、地位等，这些都是从我们这里索取能量的。⑤合作。我们与某人并肩作战，只有能量交换没有盈亏，此为比肩，为"兄"，现实中对应为朋友、同道、合伙人等，这些都是与我们能量平行的。我们与外界只会发生以上五种能量交换。了解了五种关系后，我们需要知道正确的五行流动顺序为我去生子，子再去生财，财再去生官，官再去生母，母再来生我，如此流转反复，不可以使流转的能量停滞或发生相克。因此我们首先要做的是使能量流转，就是《易经》所言"天行健，君子以自强不息"，只有能量流转才能生生不息，我们要做的就是接受生我们的能量，并用这个能量去生子让其传递下去。

　　阴阳学派和五行学派对"道"的认识一致，这两个门派所言均是"天地之道"，最核心的观点都是"天地本是一气"，只是在表述"道"所演化的万物时切入点有了分歧，最核心的分歧就是"道"演化出的最大的象——天地。阴阳学派认为"天体圆如弹丸，地如鸡子中黄，孤居于天内"，天地交泰，阴阳流转，此即浑天说；五行学派认为"天圆如张盖，地方如棋局"，天圆地方，天动地静，五运相袭，此为盖天说。无论表述如何，与事实是否相符，都不影响我们对"道"的体认。所异者为道之用，所同者为道之体，门派的纷争起于未得道的门徒而非得道的师父。这就好比登山，在没有登到高峰的人眼中，只有一条他正在走的路可以通往山顶，因此会批评从别的路登山的人，认为他们错了；而到达峰顶的智者举目四望，所有通往山顶的路尽收眼底，每条路都有其独特的风景。

《黄帝内经》中的两种思维体系：脏器系统与藏象系统

《内经》里有两种脏腑理论：一种是以五行生克为源头的脏器系统，另一种是以阴阳法象为源头的藏象系统。以心为例，有认为心就是形而下的实体脏器的，还有认为心为一个象，所有具有与火相似的象都是心。现就简单介绍一下这两套体系。

以实体脏器为基础的脏器学说，在春秋战国时期占主要地位，他们认为健康状态的人体就是五行能量均匀分布，当能量有偏移时人便生病，当偏移到一定程度疾病便会传变。医生通过四诊以判断人体能量的偏移程度及传变的情况，医生治疗就是通过各种手段干预人体五行能量，使人体的五种能量平衡。而藏象学说认为人体内阳气与阴气均匀，则人健康，当人体阳气与阴气有偏差时便得病，当偏差多以致阴阳离决则不救。医生通过四诊判断出人体阴阳气的偏差情况，治疗目的就是为了使人体阴阳气恢复到匀平的状态。

　　起初的脏器理论与藏象理论有很大差异，以实体的脏器学说而论，五脏六腑的大王，人体的核心为心脏，心居于中央土位。以藏象学说而论，最能反映阴阳平和的土象的藏为脾，脾居于中央土位。《说文解字》中就记载了"心为土脏"与"心为火脏"的分歧："心，人心，土藏也，在身之中。象形。博士说以为火藏。"在郑玄著《驳五经异议》更有详细记载："今文尚书欧阳说，肝木也，心火也，脾土也，肺金也，肾水也。古尚书说，脾木也，肺火也，心土也，肝金也，肾水也。谨按月令，春祭脾，夏祭肺，季夏祭心，秋祭肝，冬祭肾，与古尚书同。"可以看出"古尚书说"是脏器理论，脏器的五行属性与实体脏器位置一致，肝脏位于人体的右侧，属金。汉代有很长时间的"今文经"与"古文经"之争，并举行过多次大规模的辩论。其实争论的过程就是两个思想融合的过程，只是争论的焦点是谁去融合谁，最后是以"今文经"获胜结束，即"古文经"被"今文经"融化。藏象理论的脾为土藏胜，现在今文《尚书》便成了真经，古文《尚书》未流传下来。

　　《内经》里对这两个体系在临床中的应用都有详细记载。先说一说脏器理论，其诊法是用三部九候的遍身诊法判断人体五行各能量的盛衰，如果"九候若一"，即九部脉大、小、缓、急、齐等，说明五行能量在人体分布均匀，人不病。如果有一部或几部脉与其他脉搏动不相应，便说明这部脉所反映的脏器能量过多或过少，则这一脏病。在治疗上，如果只有轻微一部脉与其他脉搏动不相应，则可在病变经络施行补泻，如果已经传变累及多个经脉，或一部脉与其他脉差异过大，则需补母泻子等方法治疗，用药亦同理，具体详见《难经》《素问·三部九候论》《素问·脏气法时论》《中藏经》等。

下面再说一下藏象理论。其诊法是用人迎气口诊法，通过人迎气口对比，反映出人体阳气与阴气的差异。如果人迎与气口大小齐等，则说明人体阴阳匀平，不病；如果人迎气口有了差异，便说明人体阴阳产生偏差，通过偏差的程度判断人是处在少阳、太阳、阳明、太阴、少阴、厥阴的哪一状态。治疗上，通过补泻阴阳以使人体阴阳匀平，具体详见《灵枢经·终始》《灵枢经·通天》等。

在读经典时只要放下所有的知识去读，这两套体系自然就会彰显。但是因为我们在读经典时总持有太多的欲望，总想用自己的主观愿望去注解经典，总想解出别人不知道的解释，这就难免会出错。如果我们不能还原经典，便会越读越混乱。举例来说，《内经》中所言肝病，一种是指人体实体的肝病，即人体五行中木的能量过多或过少，会表现出象木的症状；一种是指人总体处在少阳或厥阴的象的状态，这个状态很像春天，因此说肝病或春病。我们读经典不能将这两套系统搞混，试着在不带注解的状态下去读经典，你便会发现思维开阔很多。

张仲景《伤寒论》中所用的辨证体系是辨六经体系，在《伤寒论》中很少提及实体脏器，提到的脾家与胃家，脾家实腐秽去，胃家实大便坚，很显然不是脾脏与胃脏，从中可看出张仲景似乎有意避免概念的混乱。王叔和在整理古人脉诊体系时就详细分出了两套体系，《脉经》摘抄古人资料总是会说"右《素问》、《针经》、张仲景"或"扁鹊脉法……华佗效此"，自己写的便会说"右新撰"，由此可见王叔和对古人的尊重。作为一名合格的医生，必须熟练掌握这两套体系，并将这两个体系完美结合，其实一个体系走到极致则另一个体系自通，下面我们开始沿着张仲景六经体系深入学习经典。

秘而不宣的人迎气口诊脉法

"太阳病，头痛发热，汗出恶风，桂枝汤主之。"整本《伤寒论》都是以这种体例书写，沿着文意读下来便是：如果一个人得了太阳病，同时又表现出"头痛发热，汗出恶风",则这个人的处方就是桂枝汤,思路简洁易懂。但问题是张仲景并没有告诉我们怎么知道这个人病在太阳,虽然太阳病有提纲证,但是很多太阳病人没有提纲证的表现,通过提纲证无法辨别六经病。那如何准确知道病在哪一经便是六经辨证的首要问题。幸运的是《内经》中提到的人迎气口脉法详细记录了如何明确辨明六经病,或许是因为《内经》里已经详细记载了怎么辨六经,故而张仲景书中未再提如何明辨六经。

> "人迎一盛,病在少阳;二盛,病在太阳;三盛,病在阳明;四盛已上为格阳。寸口一盛,病在厥阴;二盛,病在少阴;三盛,病在太阴;四盛已上为关阴。"(《素问·六节藏象论》)

> "人迎一盛,病在足少阳;一盛而躁,病在手少阳。人迎二盛,病在足太阳;二盛而躁,病在手太阳。人迎三盛,病在足阳明;三盛而躁,病在手阳明。人迎四盛,且大且数,名曰溢阳,溢阳为外格。脉口一盛,病在足厥阴;一盛而躁,在手心主。脉口二盛,病在足少阴;二盛而躁,在手少阴。脉口三盛,病在足太阴;三盛而躁,在手太阴。脉口四盛,且大且数者,名曰溢阴,溢阴为内关,内关不通死不治。人

迎与太阴脉口俱盛四倍以上，命曰关格，关格
者与之短期。"（《灵枢经·终始》）

从经文看很简单吧！《内经》是用如此简单的方法
便轻易区分出了六经病。《内经》云："人迎，足阳明也，
在婴筋之前。"只要用人迎穴所在位置的动脉与太渊穴
所在位置的动脉比较就可以很容易区分出六经病。这种
脉法操作起来并不比独取寸口的脉法复杂，但是为何古
人却不用呢？其实只要试过几个病人答案自然就会揭
晓。因为这套脉法不正确。懂点西医常识的人都知道，
人迎脉实际是颈总动脉，寸口脉实际是桡动脉，颈总动
脉的宽度大于桡动脉许多倍，因此只要公正诊脉，人迎
脉永远大于寸口脉，两个粗细相似的脉管可以相互比
较，相差如此悬殊的颈动脉与桡动脉如何比较？因此
以人迎穴与太渊穴的动脉对比方法不能诊断六经病。

我从梳理出不同的脏器与藏象理论并确立从藏象理
论入手开始，人迎气口脉法就一直困扰着我，经过痛苦
的三年学习才突破了这个瓶颈。这期间不停地看书，直
到有一天我真的弄通了这套脉法，那时我欣喜若狂，郁
堵多年的能量一下子全释放出来了，学习到的大量知识
重新有条理地排列起来，对以前很多看不上眼的医论都
有了更高层次的认识。如果没有亲历过痛苦的思考，无
论我怎么强调这套脉法的重要性你都不会有感觉，但当

你真的掌握了这套脉法，就可以轻松准确地判断六经病的病位，临床疗效便有了质的飞跃。

> "《脉法赞》云：肝、心出左，脾、肺出右，肾与命门，俱出尺部。魂、魄、壳、神，皆见寸口。左主司官，右主司府。左大顺男，右大顺女。关前一分，人命之主，左为人迎，右为气口。神门决断，两在关后。人无二脉，病死不愈。诸经损减，各随其部。察按阴阳，谁与先后。阴病治官，阳病治府。奇邪所舍，如何捕取？审而知者，针入病愈。"（《脉经·两手六脉所主五脏六腑阴阳逆顺》）

真的太感谢王叔和了，如果没有他，我永远都不会知道人迎与气口的位置，也永远不会真正弄懂人迎气口脉法。在这里我不禁要为王叔和抱不平：后世医家在注解《伤寒论》时，只要解释不通，就把责任推到王叔和身上，说是王叔和乱改导致后世看不懂《伤寒论》。其实仔细阅读《脉经》就可以知道王叔和对文献的收录很重视原貌，《脉经》中可以看到很多古朴的文字，这些文字未经润色，从此可知王叔和更不会乱改张仲景的文字。王叔和对中医的贡献非常大，他在《脉经》中收录了大量失传的古脉法。很多脉法由于年代久远，失于传承，基本定义已不可知，很难应用于临床。在《脉经》中，有一篇失传了的《脉法赞》，从文字上看，很古朴，类似这种古朴的文字在《内经》里很多见，故可知《脉法赞》的成书很早，这篇文献对人迎与气口的定位记载是：**左手关前一分为人迎，右手关前一分为气口。**

现在明白了人迎、气口位置，便很容易分出阳病与阴病：左右手关前一分比较，左手脉大就是阳病，右手脉大就是阴病。下面解释一下何为一盛、二盛、三盛："盛"字下为"皿"字，为器皿之意，上为象形，代表高高耸起的谷物，其原始意思为器皿中放满了满溢的谷物等祭祀用品，后来演变成一种计量单位。一盛、二盛、三盛即是脉搏小、中、大三种衡量标准，通过关前一分的大小判断病在哪一经。如果关前一分很小就是少阳病或厥阴病；关前一分中等大小就是太阳病或少阴病；关前一分特别大就是阳明病或太阴病。这么理解的话问题又出现了：人有高低胖瘦之分，针灸取穴所用尺寸的长度因人而异，关前一分的盛数如何因人而异？究竟关前一分多大是标准的一盛大？这个问题我在经典中没有找到答案，带着这个疑问上临床，我提出过无数种假设，否定了很多想法，最终找到了答案：**关脉的大小为标准的两盛。**如果关前一分明显小于关脉则为一盛；关前一分与关脉差不多大则为二盛；关前一分明显大于关脉则为三盛。

　　下面详细说一下人迎气口脉法的具体操作细节。以高骨定关，高骨到腕有一个很大的缺口，这个缺口长度为一寸，因此叫作寸口。一寸分十份，只要过了高骨，刚到缺口的位置便是关前一分。诊脉时先通过左右手关前一分大小的对比，判断病人是在阳病还是在阴病，如果左手脉大就是阳病，如果右手脉大就是阴病。然后将盛的一侧关前一分与关脉比较，判断病人具体病变所在。以左手脉大而言，如同时左手关前一分明显小于关，则病在少阳；如同时左手关前一分与关大小差不多，则病在太阳；如同时左手关前一分明显大于关，则病在阳明。以右手脉大而言，如同时右手关前一分明显小于关，则病在厥阴；如同时右手关前一分与关大小差不多，则病在少阴；如同时右手关前一分明显大于关，则病在太阴。可以画一个脉形图来表示，每一对中，上为寸下为尺，左为左手脉，右为右手脉。

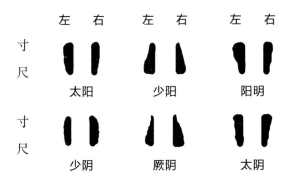

　　根据这套脉法，临床便可精确判断六经病，无论病人将自己的病诉说得多么复杂，只要摸到了这个脉象，再有相应的症状作为判断依据，便可以对病情掌握得很清楚，处方多半可以"一剂知，数剂已"。假设来了一个病人，主诉头晕，一摸脉，整体脉弦，并且人迎一盛，初步可以判断为少阳病，就可以按照这个方向进行问诊，可以问是否兼有口苦、胸胁支满等，但见一证便是，就可以放胆开小柴胡汤，并根据病人具体病情适当加减。如果病人主诉为头晕，一摸脉整体脉也是弦脉，但同时气口二盛，我们便可初步判断为少阴病，再进行方向性的问诊，如是否没精神、怕冷等，如果症状又能证明是少阴病，则就可以应用真武汤加减。

　　当我将人迎气口脉法应用于临床时，疗效有了质的飞跃。后来再翻看后世医家的书，真是后悔自己被知识蒙蔽了太长时间。我以前看金元四大家的医书与现在的感觉完全不同。其实李东垣、朱丹溪都用人迎气口脉法，而且人迎气口的定位都在关前一分，只是我以前看他们的书时总想对他们做评价，或从他们的医学体系中抽出部分对自己有用的医论，而不是真正想深入地完整学习，因此对这些人迎气口的记载都持批判态度或观望态度。

　　自从有了这种临床的实际体验，更加坚定了我学习经典的信心。下面我们要做的是继续放空自己，继续读经典。

同学提问

问：您所言古人天地思维分为阴阳与五行两大学派，请问《道德经》《易经》属于哪一派的学说？

答：阴阳学说与五行学说的分歧源于战国时期，到了汉代之后两个学说开始融合，这两个学说都是从古代经典中演化而出，都是对古代经典的解释，就像《易经》不仅道家拿来注解，儒家也拿来注解，这些古代经典不属于任何一派，为最原始的智慧。

问：刚才您提到了有了太阳病的脉加上太阳病的证就可以很明确地处方，有没有可能有太阳病的脉而病人表现的却是一派厥阴病症状？如此还根据脉处方吗？

答：脉证不相符临床不是很常见，但是能遇到，我们必须区分出这两个的真假。脉象有很多假象，如来诊之前生气、喝酒、过饱等都会干扰脉象，还有很多是因为服用过西药或经过了别的医生的治疗而干扰了脉象，这时就必须还原到被干扰前的脉象，舍脉从症。也有可能症状是假的，如很多癔病病人的一堆症状没有几个是真实的，这我们就要舍症从脉。还有很多是脉症都不假，只是因我们的知识不够不能正确地识别，这在临床中是最常见的。总之，医生必须时刻保持清醒的头脑，全面地掌握经典知识，紧紧把握住阴阳，无论千变万化，都逃不出阴阳的圈子。

问：您所言与我以前接触到的经典完全不同，而且很多新知识我听不懂，尤其是河图、洛书我以前没接触过，没有这方面概念，是否需要学习一下《周易》之类的书籍？

答：我文中已经说过了，我实在想不到一个可以不摇晃你而能使你清醒的方法，如果读不懂，我的建议还是多看经典，把后面的章节读完就会明白。填鸭式教育不可能传承中国古人的智慧，你必须自己奋起而我只是助力。至于《周易》，我个人的观点是如果时间和精力都充沛，可以看看，我曾痴迷于《周易》所言天地道理，也曾用大量实验性的占筮以验证这种道，这个理越学越深，耗费了许多精力，差点荒废了中医，因此一定要保证有很充沛的时间才可以看此书。如果时间允许，不仅可以看这本书，先秦的书都可以看，这些书有助于培养古人的思维方式，使我们的思想与古人没有隔阂，才更容易读懂中医经典。还是如第一章所言，欲为医工，只需一心读好中医经典便可；欲为天下师，则需涉猎大量有关天地之道的知识。

问：有人说中医源自于《周易》，也有人说中医的最高境界是易医（即用《周易》看病），很多人都说不学《周易》就学不好中医，您怎么看？

答：我们下任何结论不能单靠主观臆断，我看遍《内经》，《内经》中没有一句话是援引《周易》，如果《周易》是《内经》的元祖或《周易》高于《内经》，那我们所看到的《内经》就不应该再称之为经了。现在有些人，在中医的圈子里谈《周易》，在《周易》的圈子里谈丹道，只是为了炫耀自己。

中医与《周易》都是中国传统文化的一部分，源头是一致的，都是古人天人合一的哲学观。两者既然都源于天人合一的哲学观，又何谈高低之分呢？若说哪一个更高，只能说明他对另一个不了解或了解不深。关于是否必须学习《周易》，我的建议是你先别纠结于此事，静下心来读三年《内经》，三年之后如果你觉得需要读《周易》，再读也不迟。如果想要将中医与《周易》结合而不是掺和，那就必须有多年的《内经》功底和多年的《周易》功底，不要心急，不要浮躁，静心读几年《内经》，中医的路该怎么走，如何能学好中医你自会清楚。

第三章

———

观天地，法阴阳

　　对很多人来说学习中医是很痛苦的。他们为成为名医而摧残自己的心，越是渴望成为名医，心里就越紧张，紧紧地抓住书本不放，饥渴地希望从中获取成为中医的资粮，结果是越紧张越学不到东西。通常人在处于过度紧张的状态下更容易步入歧途，等发现自己步入歧途已是多年之后，再回头都难。

　　学习中医或其他知识，其实就是将别人的思维"复制"成为自己的思维。古往今来医家很多，每个人都有自己的思维模式，有成就或称之为"得道"的医家都是复制的同一个《内经》思维，而更多未"得道"的医家复制的则是个人思维。正确的中医思维模式因为源头统一，只是在表达方式上有不同，核心本质却没有分别。中医虽博大，但精深处却为一。所以我们在进一步学习之前要彻底地过滤自己所学的知识，尽去非是的思维，无论什么"仙方秘术"，只要不是究竟之学，都需要舍弃。我们不是因为知识不够而不能尽得《内经》之奥，而是知识太多、太杂阻碍了我们进入，或因学了某些秘术有一定的效果使自己陶醉其中。

　　我个人认为：学习最大的痛苦就是知识间的相互碰撞，费劲心力地学了很多知识，可知识间却相互矛盾，并各自有理，在这种矛盾中纠缠是非常痛苦的，这种纠结的痛苦难以形容。所以需要我们轻装上阵，轻松而没有过多要求地学习经典，这才是快乐的开始。

中西方医学思维的差异

我相信很多人都读过经典，有的人还读了很长时间，但还是不明白经典到底说的是什么，以至于一见到经典就头疼，此时我再劝他们苦读就显得有些空洞了。其实这时候需要的是调整方向，不能沿着惯性一直走下去。在这里，让我们一起看看问题到底出在哪里？我认为最大的问题是我们一直沿着西医指的方向走中医的道路，这样削足适履是学不好中医的。

我们应该感谢西医，因为正是有了西方医学对中医学的冲击，中医才可以更清楚地认识自己。在西医的冲击下，我们不再像以前一样自大，不再固步自封。

中医与西医有很大差别，最大的差别就是思维方式的不同。现在西方人士一直沿用笛卡尔的治学方法来观察世界，这种方法就是把复杂问题分解为多个比较简单的小问题，每个人研究一个小问题，待小问题一个一个解决后，再考虑大问题，这样大问题就会迎刃而解。将这种思维方法运用到医学领域就产生了现在的西医思维。西医将人体结构分解为消化系统、神经系统、循环系统等八个系统，一个医生只研究人体的某一个系统，这样他就可以在所研究的系统中无限深入，成为这一系统的专家。随着医学的发展，研究领域越分越细，很多医生穷极一生只研究人体某一系统的某一小部分的某一小方面，最后也会成为专家。在这种治学方法下，西医建立了一套以生理、病理为基础的庞大的医学体系。

下面以普通肺炎病人为例分析一下西医学体系的特点。

病人首先会被导医分诊到治疗呼吸系统疾病的医生那里去诊疗，如果病人还兼有胃肠疾病则需请治疗消化系统的医生会诊，呼吸科医生一般不负责胃肠病。呼吸科医生见到咳嗽病人，首先思考的是咳嗽的病理：咳嗽是肺的排异反应。为什么会有这种反应呢？需要进行辅助检查，如胸部 X 线检查、血常规，再根据检查结果判断是不是因为气管内的细菌引起的炎性刺激，然后再通过痰培养确定细菌的性质，选择对该细菌有特效的抗生素，处方用药。

对中医来说以前本来没有"专科专家"一说，因为中医认为人是一个整体，可是现在中医的看病思维模式也沿用了这种西医模式。下面仍以普通肺炎病人为例说一下现在中医看病的模式。

病人找到中医医生看病，中医医生首先想到的也是咳嗽的病理：肺的宣发肃降功能失调。为什么会宣发肃降失调呢？是因为外邪，感受风寒、风热；或是内伤，脾虚、肾虚等。如果是新病，发病时间短，可以判断是外感；咳嗽吐黄痰，通过痰的性质判断是风热咳嗽，然后选择宣肺化痰清热的方剂治疗。

从上面两种医学的诊疗思维模式看：咳嗽—肺的排异反应—炎症—消炎；咳嗽—肺宣发肃降异常—风热—清热化痰，虽然名词不同，但方式却一模一样。这不禁让人疑惑：西医生理病理的看病方式何时成了中医医生的看病方式？中医被同化了却不自知，真正的中医思维去哪里了？

中医的思维是整体思维。中国人很清楚天地万物纷繁复杂，而且事物越微观越复杂，中国人不满足于只知道事物的局部，每个中国人骨子里都有想要掌握天地之道的雄心，中国人没有在具体细节上下功夫，而是找到了这些事物的共同属性，用一个大纲贯穿了天地间的一切事物，纲举则目张，只要掌握这个大纲，万事万物尽在掌中。这个大纲就是"道"。"道可道，非常道"，作为"一"的道没办法用语言表达，"道生一，一生二"，那我们可以用二表达，合二为一，这个二就是阴阳，世间万物无论怎么变化，都逃不出阴与阳。因此《周易》有阴爻与阳爻的不同组合，组合出不同的卦象，来表示天地间一切事物的规律。将这种规律运用在中医上，人类所能得的病种，数之可十，推之可百，数之可千，推之可万。细菌与病毒种类越来越多，人类的疾病也越来越多，一个疾病一个疾病研究，最后永远会落后于疾病。但如果我们可以把握所有疾病的规律，即任何一个疾病就其表现出来的象而言，其本质不是阳就是阴。当然我们对疾病的认识仅仅停留在一分为二的非阴即阳还是不够的，我们必须在阴阳的基础上继续往下分，即阴阳之中复有阴阳，将阴阳再细分阴阳便产生了太阴、太阳、少阴、少阳，这便是太极生两仪，两仪生四象。中医在分到四象之后并没有继续四象分八卦，八八六十四卦地分下去，而是两仪直接分到了六象，因为当一分到了二，就已经有了三，将万物分为阴阳，在阴与阳的交界点便是三，这个特殊状态必须被看清才可以继续分下去，中医看到了交汇点，将四象再加上两个交汇点一共为六象。六象即是六经，无论多么复杂的病都可将之归为六经。纲举则目张，无论多么复杂的疾病我们都可以归为纲目而得到清楚的认识。张仲景云："虽未能尽愈诸病，庶可以见病知源。"只要掌握了六经辨证的大纲，谨熟阴阳，虽不能包治百病，但是却可以洞悉百病，达到知己知彼百战不殆。

天地阴阳的运行规律

在古人的思维里，天地与人体都遵循一个共同的理。人有呼吸则活，无呼吸则死，天地也是一样，也有呼吸。古人将天地的呼吸称为"天地交感"，正是因为这种呼吸，地球才有了生气，万物并育而不相害。老子言"天地之间，其犹橐籥乎"，橐籥是古代鼓风吹火用的器具，吹火时一张一合，天地也是如此一张一合，其一张一合的大周期为一年，小周期为一天。春夏张，秋冬合；一天从子时到午时张，从午时到子时合。

天地呼吸的过程古人用天气下降、地气上升表示，天气下降与地气上升同时发生。当天气下降多于地气上升时，整个气的方向是向地，大地开始变热变实，这个过程就是阳道；反之，当地气上升多于天气下降时，整个气的方向是向虚空，大地就开始变寒变虚，这个过程就是阴道。即《内经》所谓"阳道实，阴道虚"。细言之，春三月，天气进入大地的量越来越多，同时地气的外出量也随之增多，此三月天气进入量多于地气外出量，故大地逐渐变温；夏三月，天气进入量继续增多，同时地气外出量也随之增多，但始终是天气进入量多于地气外出量，所以天气越来越热；秋三月，天气的进入量开始减少，同时地气外出量也开始减少，但地气的外出量多于天气的进入量，大地开始转凉；冬三月，天气进入量继续减少，同时地气外出量也开始减少，但地气外出量多于天气进入量，大地开始变寒。古人亦将天气称为阳气，将地气称为阴气。春三月与夏三月天气进入大地的量越来越多，地气向外散出量也越来越多，整个过程便是"阳生阴长"；秋三月与冬三月天气进入大地量越来越少，地气向外散出量也越来越少，整个过程便是"阳杀阴藏"。

春三月与夏三月天地之气的大方向是天气下降为主，这个过程为阳道；秋三月与冬三月天地之气的大方向是地气上升为主，这个过程就是阴道。因此就阴阳而分，春夏属阳，秋冬属阴。春三月与冬三月大地温度低，大地所留有的气少，大地呈万物稀少的景象；夏三月与秋三月大地温度高，大地所留有的气多，大地呈一片繁荣昌盛的景象。因此就多与少而分，冬春为少，夏秋为多（太）。这样多少与阴阳相配，一年四季便有了四个大象，春为少阳、夏为太阳、秋为太阴、冬为少阴。

《素问·四气调神大论》详细说明了一年四季所呈现的不同表现。春三月少阳，"天地俱生，万物以荣"，天地间阳气下降与阴气上升都增多，呈现出万物开始复苏之象，此时万物郁而欲发，这便是天地所呈现的少阳象——"发陈"；夏三月太阳，"天地气交，万物华实"，天地间阳气下降与阴气上升都非常旺盛，呈现万物繁盛之象，这便是天地所呈现的太阳象——"蕃秀"；

秋三月太阴，"天气以急，地气以明"，天地间阳气下降开始减少，阴气上升也要减少，天气已经收敛，地气滞后于天气，万物呈枝叶少而果充实的丰收景象，这便是天地所呈现的太阴象——"容平"；冬三月少阴，"水冰地坼，无扰乎阳"，天气下降与地气上升都很少，天地呈一片伏藏之象，这便是天地所呈现的少阴象——"闭藏"。

中医为什么没有一分二、二分四、四分八这样继续分下去，就是因为在阴道与阳道的交界点呈现了两个特殊的象，这两象表里不一，就是阳明与厥阴。这两个象所对应的节气分别是夏至到夏至之后四十五日的阳明象，冬至到冬至之后四十五日的厥阴象，这两段四十五日的节气有其独特的特点，因此必须单独列出来。

夏至之后，太阳直射点由北回归线向南行，阳气下降减少，理应阴气上升也减少，但此时却恰恰相反，阴气上升反而更多，天地之间达到了过度繁荣的景象，气温也达到了一年中的最高点，这么旺盛的阴气上升不是发生在阳气下降持续增多的状况下，反而发生在阳气下降减少后的四十五日左右，这段时间就相当于古人所谓的三伏天，这段时间便是阳明。相反，冬至后四十五日这段时间即古人所谓三九天，为一年中最冷的时间，这段时间阳气下降开始增多，但大地仍然处于阴道虚的阶段，这段时间便是厥阴。阳明与厥阴机理相同，一个是由阳转阴，一个是由阴转阳，厥阴与阳明为非常重要的两个象。

将一年所有节气用阴阳分为六象则如下图所示。

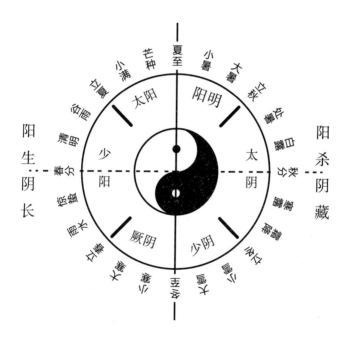

人体阴阳的运行规律

人生活在天地之间，是天地的缩影，因此天地阴阳变化所表现出来的各个状态在人体也会有反映，人体各种病象也不会超出四时阴阳的范畴。下面来了解一下人体阴阳的变化规律。在了解这个规律之前，首先要搞清楚在人体究竟何为阴、何为阳。我还是忍不住要提醒读者朋友，一定要忘掉自己脑中已有的关于阴阳的定义，否则经典的思维真的没办法进入。

感谢我们生活在科技如此发达的时代，可以做大量文献的统计与研究，这样可以对很多概念有清晰的认识。下面将《内经》中大量关于阴阳定义的文字放在了一起，这样我们就会对《内经》所要表达的阴阳有较清晰的认识。

　　"阴者，藏精而起亟也；阳者，卫外而为固也。"（《素问·生气通天论》）

　　"天地者，万物之上下也；阴阳者，血气之男女也；左右者，阴阳之道路也；水火者，阴阳之征兆也；阴阳者，万物之能始也。故曰：阴在内，阳之守也；阳在外，阴之使也。"（《素问·阴阳应象大论》）

　　"外者为阳，内者为阴。"（《素问·阴阳离合论》）

　　"阳者，天气也，主外；阴者，地气也，

主内。故阳道实，阴道虚。"(《素问·太阴阳明论》)

"夫阴与阳，皆有俞会，阳注于阴，阴满之外，阴阳匀平，以充其形，九候若一，命曰平人。"(《素问·调经论》)

"阴者主脏，阳者主腑，阳受气于四末，阴受气于五脏。"(《灵枢经·终始》)

以上这些是我整理的《内经》中关于阴阳定义的大部分内容，从中可以看出《内经》各篇章对阴阳的定义都很相似，通读几遍便可以大体理解古人对人体阴阳的认识。作为实体的大地，每时每刻都在和外界进行能量交换，生活在天地之间的实体人，也是不停地与外界进行能量交换，外面的能量不停地进入人体，体内的能量不停地向体外耗散，阴阳就是因为这个交换才产生的。外界能量进入人体的过程是阳；人体向外界消散能量的过程是阴，所以《内经》反复说外为阳、内为阴，阳要进入阴，阴满之后又要散出去。如果不考虑外界，只考虑人体，往外消散就是阴，抑制往外消散的就是阳，即"阴藏精而起亟，阳卫外而为固"。这便是阴阳。阴阳出入的多少不同，会产生数之可十，推之可百，数之可千，推之可万种的状态。乍一看错综复杂，但只要了解阴阳这个"一"之后，就可以明了。因此只要掌握好阴阳，我们中医可以治疗各种各样的疾病。

在《素问·阴阳应象大论》中详细记录了阳盛与阴盛的表现：

> "帝曰：法阴阳奈何？岐伯曰：阳胜则身热，腠理闭，喘粗为之俯仰，汗不出而热，齿干以烦冤，腹满死，能冬不能夏。阴胜则身寒，汗出，身常清，数栗而寒，寒则厥，厥则腹满死，能夏不能冬。此阴阳更胜之变，病之形能（态）也。"

人体处于阳盛，则阳气由外向内增加，而阴气向外消耗减少，此为阳道实。阳气向内入多则身热，汗毛孔闭住，汗不出，体内气多便会喘粗胸满，烦躁，当阳入过多，人体之气过盛，以致连腹都胀满，则必然要阴阳离决而死。人体处于阴盛状态，正好与阳盛相反，是阴气外出增加，而阳气内入减少，为阴道虚，阴气向外消散，则毛孔张开，汗出，身冷，当阴气外出到身已冷，同时内里一点气都没有，吃完食物之后不能消化而表现腹满时，便是除中，阴阳离决而死。

说了这么多，我们还是先看看千万种疾病是如何归为六经的。"阳气入"与"阴气出"匀平为正常的阴阳平和之人，不病。"阳气入"的多则为三阳病，"阴气出"的多则为三阴病。具体详解见下。

少阳病：人迎一盛，即关前一分，左手大于右手，同时左手关前脉的大小明显小于关脉，这种病人的脉会在关前摸到一个塌陷，摸到这种脉则说明病人当下处在少阳状态。关前一分左手大于右手，说明人体处于阳入多于阴出的状态，阳入占上风。"阳盛则热"，但因为阴阳气都很少，病人不会表现出全身热的症状，只会表现出内里热的症状。少阳为"阳道实"，病人处于阳道，会越来越实，因为阴阳气都少所以只会表现出内里郁滞的症状。这些症状主要表现为内热引起的往来寒热、心烦、呕、口渴，以及内里郁滞引起的口苦、头晕头痛、胸胁苦满等。具体而言，因为阴阳气都少，而阳气稍多，故不会总是发热，只是表现为时而发热；心烦亦不会表现出像阳明病一样的烦躁不安，只是表现出心里较烦乱，易被激怒；呕也不会表现出像太阴病内寒进食之后不易消化的呕，只是总想呕，但呕不出东西；口渴也不会表现出像阳明病一样的大渴，只是口渴，但喝不喝水都行，口苦但不会影响味觉；头晕头痛也不是内虚的那种空痛或昏沉，只是胀痛；胸胁苦满也不会像阳明结胸一样结实；只是胸胁满，叹气就可以缓解。

太阳病：人迎二盛，即关前一分，左手大于右手，同时关前脉的大小与关脉差不多，摸到这种脉说明病人当下处于太阳状态。关前一分左手大于右手，说明人体处于阳入多于阴出的状态。"阳盛则热"，因为阴阳气都多，与少阳病内里热相比，太阳病的表现为全身热，为外热。太阳亦为"阳道实"，病人处于阳道，会越来越实，因为阴阳气较多所以会表现出全身郁滞的症状。这些症状主要表现为外热引起的发热同时伴恶风或恶寒，以及全身郁滞引起的项背强痛、腰痛、全身痛、鼻塞、咳喘、小便不利等。具体而言，太阳病的发热既不像阳明病的壮热不怕冷，也不像少阳病的往来寒热，只是发热，同时喜欢多穿衣服或打哆嗦、打喷嚏等。疼痛伴痛处喜温，咳、喘也表现为憋闷的咳喘，以咳出为快，小便不利不是无力解小便，而是解小便不畅通，或总感觉有尿排不净。

太阴病：气口三盛，即关前一分，右手大于左手，同时关前脉明显大于关脉，摸到这种脉说明病人当下处于太阴状态。关前一分右手大于左手，说明人体处于阴出多于阳入的状态。"阴盛则寒"，太阴状态阴阳气都多，不会全身寒，而只表现出内里寒，太阴为"阴道虚"，病人处于阴道，会表现出气向外消耗的症状。内寒则内里运化减慢，会表现出腹满、吐、食不下等症状，气外耗则会表现出手足温、四肢烦痛、出汗多、小便多等，若气外耗不畅则会表现出黄疸。具体而言，太阴病的腹满无论多么厉害，都不会随大便或矢气而愈，或矢气后减轻，很快又腹满更重，或根本不随矢气减轻。吐亦是因为不能消化而吐，食不下为消化差而吃不下东西，并非没有食欲的厌食。手足温一般以手心热为主，手心温度高于指梢，小便多、出汗多，不会在出汗的同时怕风怕冷，但潮汗的病人会在出完汗之后怕冷，出汗的时候却想脱衣服。

少阴病： 气口二盛，即关前一分，右手大于左手，同时关前脉与关脉大小差不多，摸到这个脉说明病人当下处于少阴状态。关前一分右手大于左手，说明人体处于阴出多于阳入的状态。"阴盛则寒"，少阴状态阴阳气都少，所以会表现出全身寒，少阴为"阴道虚"，病人气也是往外消耗多，由于阴阳气都少，所以消耗得比较慢。全身寒则表现为手足、后背及全身寒，恶寒而蜷，气慢慢地往外消耗，则会表现出但欲寐。具体而言，少阴病全身冷，因这种冷病人喜欢保持蜷着的姿势，坐或走都蜷着不会昂首挺胸，全身冷虽喜温，但得温之后并不能痊愈，只可缓解一时，之后更冷；或无论怎样都不能缓解，总想睡觉，无精打采。

前面提到过阳明与厥阴很重要，阳盛则热，阴盛则寒，在阴阳转化的时候就有了厥阴、阳明两象，厥阴是人体由阴盛转到阳盛的过程；阳明则是人体由阳盛转到阴盛的过程。

厥阴病：气口一盛，即关前一分，右手大于左手，同时关前脉大小明显小于关脉，摸到这个脉说明人体当下处于厥阴状态。这个时候人体的表现和天地间三九天的表现一样，虽是关前一分右手脉大于左手脉，人体表现却不是阴盛，而是阳盛，这便是"重阴必阳"。厥阴在天地间的外象为一片寒风凛冽之象，内里却是万物郁郁欲发之象。人体的表现也是如此，外象一派寒象，内里却有郁滞欲发的热象，这便是外寒里热之象。外寒则手足厥寒，关节冷痛；内热则消渴，心烦，心中痛热，饥不欲食。具体而言，因为外寒内热，所以病人外寒一般以手足末梢冷为主要痛苦，很少会有全身冷，内热也非真的内热，而是与外寒相比的内热，因此病人会有胃部灼热、反酸、心烦等症状，因为只是相对的热，故只是感觉饿却没有胃口。厥阴病外寒越重相对的内热也就越重，故"厥深者，热亦深，厥微者，热亦微"。

阳明病：人迎三盛，即关前一分，左手大于右手，同时关前脉明显大于关脉，摸到这个脉说明病人当下处于阳明状态。这种表现与厥阴病正好相反，正对应天地间的三伏天，这时虽是关前一分左手脉大于右手脉，人体表现却不是阳盛，反而是阴盛，这便是"重阳必阴"。阳明在天地间的外象为一片繁荣昌盛之象，内里却是开始结果与即将凋零之象。人体表现也是如此，外象一片热象，内里却是中寒之象，这便是外热里寒之象。人体表现外热则大热、大渴、大汗，甚至狂躁，内寒则会表现出腹胀，心下硬，大便坚硬，甚至下利清水。具体而言，因为这个热只是外热，故皮肤会很烫，体温表测量皮肤温度也会很高，但并不怕冷，大渴也是以口舌干渴为主，往往给病人冷水时，病人"但欲漱口，不欲咽"，下咽也要在口内将水温之后方可，狂躁、大汗都是为使外热减轻，但往往越出汗外越热，所以出汗不会真正降低体温，最多只可缓解一会儿，很快体温又会更高起来。内寒则说明胃家寒凝不得运化，故而腹胀，尤其是吃饭之后加重，因为胃家不运化所以大便不下行，不下行则成硬屎。冬日若得阳明病，因冬季天寒地冻，人体汗孔闭塞，即使是阳明病也不会表现出多汗等症状，而会表现小便多，很多版本的《伤寒论》都单独提出了"冬阳明病"的论治。

对六经病有了清楚地认识后，下面再来看看人迎气口脉法对应的四时阴阳。独取寸口的脉诊中，关前一分，左为人迎，右为气口，即左手关前一分反映人体阳气的状态，右手关前一分反映人体阴气的状态。当左手关前一分大于右手关前一分，说明人体处在阳的状态，与天地对应则为春夏的状态，即只能是少阳、太阳、阳明三种状态之一；当右手关前一分大于左手关前一分，说明人体处在阴的状态，与天地对应则为秋冬的状态，即只能是太阴、少阴、厥阴三种状态之一。随着左手关前一分由一盛到二盛到三盛，人体的气血变化也如天地变化一样，由春到夏再到夏至后四十五日；随着右手关前一分由三盛到二盛到一盛，人体的气血变化也如天地变化一样，由秋到冬再到冬至后四十五日。

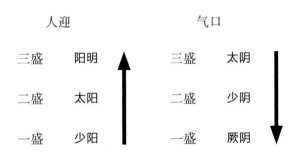

总之，六经病从具体表现而言便是：少阳病为内热；太阳病为外热；太阴病为内寒；少阴病为外寒；厥阴病为外寒内热；阳明病为外热内寒。在临床应用上，通过脉诊和问诊可以判断出病人当下所处的状态，脉证合参，只要脉证一致，便可明确如何立法与处方。

阳明之为病，胃中寒是也

对这个说法，很多人会提出疑问，阳明病提纲证明明是"胃家实"，你怎么解释"胃中寒"了呢？从文献资料上看，最早提出"阳明病胃家实"的是宋臣林亿，而最终将阳明病确定为"胃家实"的医家是成无己，他们在没有办法解释条文中的"胃中寒"时便认为是衍文，并将之改成"胃家实"了。我提出这个观点是出于对事实的尊重，并非是对医学前辈的挑衅。

首先，从文献上看，对阳明病提纲证有记载的《伤寒论》各版本中，最早版本是孙思邈《千金翼方》中收载的，即学术界所称的"唐本《伤寒论》"，该版本中记载的是"阳明之为病，胃中寒是也"。第二早的版本是北宋淳化年间出版的《太平圣惠方》中收载的，又称"高继冲本《伤寒论》"或"淳化本《伤寒论》"，该版本中记载的是"阳明者，胃中寒是也"。宋臣林亿在校对《伤寒论》时加入了很多医理的推理和华丽的辞藻，好在宋臣对事实还是很尊重的，所以在现传宋本《伤寒论》中阳明病的提纲证记载为"阳明之为病，胃家实一作：寒是也"。从小字可以看出宋臣对阳明病是"胃家实"还是"胃中寒"的认识是比较倾向于前者的。后来的医家可能并没有注意到小字，于是阳明病就被定格在"胃家实"了。早期版本的《伤寒论》均记载的是"胃中寒"，因此从文献上看阳明病的提纲当为"胃中寒"。

其次，从文字内容看，"问曰：病有太阳阳明，有正阳阳明，有少阳阳明，何谓也？答曰：太阳阳明者，脾约一云络是也；正阳阳明者，胃家实是也；少阳阳明者，发汗、利小便已，胃中燥、烦、实，大便难是也。"可知阳明病可以分为三个类型，即少阳阳明、太阳阳明与正阳阳明，而正阳阳明的病机特点是胃家实。因此可以说有一部分阳明病病人是正阳阳明，病机表现为胃家实，还有一部分太阳阳明、少阳阳明的病人不是胃家实，所以阳明病的提纲证不应该是一个局部的"胃家实"，而应该是一个整体的"胃中寒"。这样内容就连贯起来了，文句也就通顺了。条文先说阳明病的分型，再说阳明病的病机，再往下是针对病机的提问，阳明病胃中是寒的，外表会出现什么症状呢？"问曰：阳明病外证云何？答曰：身热，汗自出，不恶寒，反恶热也。"就是说阳明病人胃中是寒的，但外证却表现为热。

最后，从医理上讲，当人体的气血都非常迅速地涌向外，并且不停地向外消散，内里无气，那可想而知内里一定是寒的，向外消散得越迅猛，内里则越寒，临床上长期高热的病人，胃口都会变差，都是只想喝点热粥。气血都在外，所以大便才会秘结，或大便为清水，而后世所创立的"热结旁流"的理论，无论怎么解释都会感觉有些牵强，因为热如果结在肠中，除非包裹了一层隔热效果很好的保护膜，否则不管什么水在经过热结时都会被吸收，天地间任何冷水都不会从灼热的火炭上安好经过，必会消融，人体的机理也不会超越自然之理。

阳明病与厥阴病表里不一，比较不好理解，因此古今争议也一直较大。如果看到这里你还是觉得转不过弯来，或者对前文说的各经症状有些眩晕，那也不要紧，请继续读下去，并且多读几遍《伤寒论》，就会慢慢理解了。

进一步细分人体状态

将人体状态先分为六经，可以对人体的大体情况有整体的认识，但仅掌握这些信息在临床应用上是不够的。辨对六经，只说明我们知道了人体处于四季（实为六季）中的哪一季，接下来我们还要继续往下分，更加详细地掌握病人当下的病机。六经继续往下分的细化过程，张仲景与《内经》的分法微有差异，张仲景是在辨出六经之后继续按阴阳分了下去，而《内经》是按五行分了下去。之所以会有差异是因为《内经》的分法更能有效地指导针灸临床，而张仲景的分法更能有效地指导中药临床，下面我们将逐一进行分析。

《内经》是将六经继续按四时分，四时为春、夏、长夏、秋、冬，四时对应五藏肝、心、脾、肺、肾。即先通过人迎气口诊法分出人体的六经状态后，再往下以四时脉法细分："春脉如弦""夏脉如钩""秋脉如浮""冬脉如营"。在临床上只要摸到弦脉，就可以判断病人当下为春脉，即当下对应天地为春天的状态，对应人体为肝病"肝脉弦"（这个肝病千万不要想成西医所说的肝脏病，而是指处于肝的状态）。同样，如果病人脉象为钩脉，说明病人是心病。为了加强大家对五脏病的理解，下面以心病为例，说明什么是五脏，什么是五脏病。

"南方生热，热生火，火生苦，苦生心，心生血，血生脾，心主舌。其在天为热，在地为火，在体为脉，在藏为心。"《素问·阴阳应象大论》

按照藏象理解，南方、热、火、心等都是气处于炎上的火热状态，表达的是一个共同的象，病人无论哪里不舒服，只要表现为火热的象我们就说他是心病，亦可称为夏病。心病并不是说心脏的生理功能出现了异常病变，也不是心血管系统的病。在经典里没有心火上炎、肝火上炎等病理描述，因为在经典里"心"是一个象，其他任何脏都是一个藏着的象。

> "夫平心脉来，累累如连珠，如循琅玕，日心平，夏，以胃气为本。病心脉来，喘喘连属，其中微曲，日心病。死心脉来，前曲后居，如操带钩，日心死。"《素问·平人气象论》

如果脉象为累累如连珠（即后世所言的滑脉），说明当下为心象的状态，即火的状态，说明这个人性格活泼好动，喜欢冬天不喜欢夏天，这就是心平，为夏天的状态。如果脉象为喘喘连属，即脉滑得较厉害，说明处在心病象的状态，即火的状态太过了，说明这个人会有诸热瞀瘛、诸痛痒疮等像夏天火一样的症状，这就是心病。如果脉象为如操带钩，即脉滑得已经没有一点和缓的感觉，说明这个人处在火过极的状态，当逢天地间火气过多时这个人就会发病，如果病缓则夏天发病，冬天死，病急则日中发病，夜半死，逢天地之气正好克制时就很容易有生命危险，这就是心死象。如果春天摸到夏死脉，我们可以预言夏天病人很难过，很有可能活不过冬天。这即是"夏胃微钩曰平，钩多胃少曰心病，但钩无胃曰死"。五脏脉以胃气为本，胃气就是脉象中从容和缓的感觉，无论病人脉象是弦、钩、毛、石的哪一种，如果表现从容和缓，那这个脉象就只说明这个人的性格特点，为不病；当从容和缓的感觉减少说明这个人病了，当一点也摸不出从容和缓的感觉就说明这个人的病不治。

人体是一个整体，由于观察人体的切入点不同，会有一些辨证上的分歧，但所指向的方向都是一致的，后世很多得道的医家是先将一个人按五脏脉分到五脏病，分出五脏脉之后再根据寸关尺脉的走势判断病人气的升降出入问题，以指导临床用药。

描述一个人当下的状态就如同描述一个人的长相一样，有的人习惯先描述身高体型，再描述皮肤的色泽质地、五官特点，这样我们就对这个人的长相有了大体的认识；有的人习惯于先描述皮肤、五官特点，再描述身高体型，我们也可以对这个人的长相有大体的认识。张仲景所用的六经辨证与后世明医所用的辨证体系都是运用天地阴阳思维描述人体状态，横看成岭侧成峰，不同的切入点会在描述上有分歧，只要是同一个道，最后达成的结果都是一样的。

《伤寒论》是在分出六经之后继续沿着阴阳往下分，

通过脉象的大小、滑涩、缓急、有力没力等继续分了下去。张仲景对脉象的定义和现在对脉象的定义有很大出入，张仲景的原文为："问曰：脉有阴阳，何谓也？答曰：凡脉大、浮、数、动、滑，此名阳也；脉沉、涩、弱、弦、微，此名阴也。"《伤寒论·辨脉法》，具体理解如下。

1.通过举按判断中风与中寒

每一经病都有中风与中寒，风与寒为天地的两个对立的象：风为疏泄象，寒为拘紧象。天地处于疏泄象时会表现出风大；天地处于拘紧象时会表现出寒冷。人长时间处于风大的场所，风会加速汗液的蒸发，人的气就会处于向外消散的状态；人长时间处于寒冷的场所，全身肌肉就会拘紧，人的气就会处于拘紧的状态，故病人会表现出开泄松弛或紧张痉挛的症状，这便是诸风开泄、诸寒收引的道理。

摸脉时，手指力度要由轻到重，一直按压到指下无脉搏感，仔细体会指下脉搏力度的变化。手指力度由轻到重的按压过程中，指下感觉脉搏强度会由轻到重再到轻，可以摸到一个最强脉。同样，手指力度由重到轻的抬指过程中，也会摸到一个最强脉，要将这两个脉力进行比较。

如果下按过程的脉搏强度大于抬指过程的脉搏强度，说明病人的气为拘紧状态；反之，如果抬指过程的脉搏强度大于下按过程的脉搏强度，说明病人的气为疏泄状态。我们治疗的目的就是将气由拘紧状态调理到轻微的疏泄状态，将气由疏泄状态调理到轻微的拘紧状态。

2．通过脉位的浮、中、沉判断病位表里

这里所说的浮、中、沉并不是轻取、中取、重取，而是摸到脉之后，感觉脉搏最有力的位置。如果脉搏最有力的位置在脉管的上侧，即刚摸到脉就比较有力，则说明病位浮，病在表；如果脉搏最有力的位置在脉管底部，用较大的力才摸到脉的最强力度，说明病位沉，病在里。

3．通过脉形的"钩""弦"判断是否有郁滞

脉搏在指下搏动，会产生两种感觉：一种是像一个珠子从手指下滑过去，从指下的一端滑到另一端，我们称这种脉为钩脉（后世称这种脉为滑脉，定义已混淆）；一种是如循长竿或如按琴弦的感觉，是一条线上下搏动的感觉，我们称这种为弦脉。体会钩脉的最好方法就是找一个身体健康的两三岁小孩，他们的脉一般都滑利，

反映的是人体气血流通顺利，没有郁滞。体会弦脉的方法是随便找一个人，用手指将寸脉按死，这时用另一个手指摸尺脉，这时的尺脉就会是弦脉。脉管前端被堵住，后边就弦了起来，说明弦脉所反映的是人体气血运行有郁滞，郁滞物可能为痰、气、水、血之一。

4. 通过脉搏频率的缓、急、滑、涩判断气血运行情况

缓是脉搏至数每分钟少于65次；急是脉搏至数每分钟多于85次；滑是脉搏至数正常，每一搏动都很流利；涩是脉搏至数正常，每一搏动都很艰涩。这些都反映人体气血运行的快慢。脉搏的缓、急、滑、涩与尺部皮肤的缓、急、滑、涩大部分是同步的。

尺肤主要用于诊络脉，可以通过用无名指轻抚尺部皮肤，感觉尺部皮肤的滑、涩、缓、急。还可以通过病人在没有情绪波动时说话语速的快慢判断人体气血运行情况。

5. 通过脉的大小判断气血的多少

脉过大或过小都反映人体内气血少，"脉大为劳，极虚亦为劳。"（《金匮要略·血痹虚劳病脉证并治》）

不同医家对脉搏在指下的感觉定义都不一样。有的

医家把沉脉说成伏脉，把滑脉说成动脉，这些本无对错，而是需要后学之人仔细分辨。如朱丹溪对基本脉形的定义就与张仲景不同，如果看朱丹溪的书一定要用朱丹溪的脉象系统，切不可以混淆。

脉象对于医生，如同尺子对于木匠，木匠需要用精准的尺子才能打造出完美的家具，同样医生需要通过脉诊精准地测量出病人气血偏倾状态才能治病。而要达到对病人状态精准的测量就需要有成体系的脉学系统。很多师弟问我：学脉诊该看什么书？怎么练习指下的敏感度？我认为不要只看脉诊的书，脉是为临床治疗服务的，只要看理、法、方、药都记录详细的书就可以。关于指下的敏感度，首先需要端正一个态度，我们是为了治病，并不是为了达到病人不开口就知道病人所得病的西医病名。如果刻意追求以脉测病，心就会越来越浮，就会偏离中医脉诊的本意。诊脉的关键是要沉下心来，好好研究脉理，只要指头没有残疾都能摸到准确的脉象。

智者察同，愚者察异

"智者察同，愚者察异，愚者不足，智者有余。"有智慧的医生会盯着病人与病人之间的共同点查看，这个共同点就是病人气血阴阳的情况，他们通过各种诊法提取信息以反映出人体的状态。而愚昧的医生则盯着病人的各种奇怪症状或病名，按病索方，故而会有古方不能治今病的感慨。不管什么方子如果没有理法的指导可能偶有中的，但不会有稳定的疗效。愚昧的医生总会觉得病人说了那么多症状却没有一个方子能对应的上，那么多信息却不能用来判定该用什么方，那么多好用的方子却总是觉得仍不足以应对复杂多变的病情。而智者正好相反，可以通过脉诊、望诊、问诊、闻诊得到很多信息，通过这些信息可以对病人的整体状态了解得非常清楚，这些信息都指向一个共同的病机，如此处方自然会有效。古今的方剂有很多，只要掌握了病人的病机，不需要奇方、秘方，信手拈来便是好方。

因此，我们要多培养自己"察同"的能力，培养自己通过望、闻、问、切准确无误地判断病人状态的能力。在临证时，不要急着去问病人究竟有什么特别的不舒服，而是要静下心来通过病人的身型、面部的气色、说话的语气等先对其整体有一个大体的认识，再摸脉象以判断病人气血偏倾的情况，然后再问病人最不舒服的几个症状，通过病人对这几个症状的描述判断脉证是否相符，得出一个诊断，这个诊断不是某一个具体的病，而是病人当下的六经状态，是气偏离中和的状态。这样我们看到的是得病的人，而不是人得的病。

病情是千变万化的，各种各样，再厚的书也记载不完，但人体偏离中和状态也就那么几个方向。如果站在疾病角度上看，每种病有每种病的规律，再好的医生也只能掌握几种病的变化规律；如果站在人的角度去看，无论什么病都会按照人体的大规律去变化，我们只需要掌握人体的气血运行规律，理论上就可以治疗所有的疾病。人体气血的运行规律与天地的运行规律一致，顺应人体与天地的规律去治病，就可以无惑于千奇百怪的疾病，就可以不变应万变去治疗各种病。

找找"明于阴阳，如惑之解，如醉之醒"的感觉

《灵枢经·外揣》言"浑束为一"，要求医生最后在治病上达到浑束为一，通过研究人体而体会"浑束为一"的道，一旦得道便能以道治天下。《灵枢经·外揣》虽然很短，但在《内经》中却被多次提到，是非常具有总结性的文字，下面节录部分，让大家找找这种一线贯穿的感觉。

"黄帝曰：余愿闻针道，非国事也。岐伯曰：夫治国者，夫惟道焉，非道，何可小大深

浅杂合为一乎？黄帝曰：愿卒闻之。"

岐伯在前文说了天地万物都可一以贯之，并且可以用之治国，黄帝仁慈的为不想治国只想看好病的人发问，如何在针上浑束为一。岐伯就说无论治国和治病都必须掌握道，治国与治病两者无区别，道可谓大之无外，小之无内。黄帝开始准备洗耳恭听道在医术上的运用，下面是岐伯将道的核心用最简单的话表述出来。

"岐伯曰：日与月焉，水与镜焉，鼓与响焉。夫日月之明，不失其影；水镜之察，不失其形；鼓响之应，不后其声。动摇则应和，尽得其情。"

岐伯说只要人体内的气机发生变化，一定会在同一时间准确地在外部表现出来，这种清晰而明确的表现我们不可能错过。内里的变化必然会引起外部变化，就像太阳或月亮照到物体上必然有影子一样；外部变化一定能准确反映内里的变化，内里的变化也一定能准确反映外部的变化，就像用镜子或水面照物体一样即清晰又明确；内部变化必然与外部变化同步，就像敲鼓一定会同时听到声音一样。这些变化不会有丝毫的差错，气机只要有轻微的动摇，得其情者一眼就能察觉。

> "黄帝曰：窘乎哉！昭昭之明不可蔽。其
> 不可蔽，不失阴阳也。合而察之，切而验之，
> 见而得之，若清水明镜之不失其形也。五音不
> 彰，五色不明，五脏波荡，若是则内外相袭，
> 若鼓之应桴，响之应声，影之似形。故远者司
> 外揣内，近者司内揣外，是谓阴阳之极，天地
> 之盖，请藏之灵兰之室，弗敢使泄也。"

黄帝感慨于这种气机变化的神奇，病人无论怎么样都掩盖不了其内里气机的变化。我们医者之所以能不被蒙蔽，能直接看透病人真正的病机所在，只因为不失阴阳。临诊时，医者心必须处于不偏不倚、不阴不阳的状态，不能有先入为主的思想，在处于道的状态下体察病人阴阳的变化，这种体察可以通过脉诊、望诊、闻诊、问诊等。如果病人就在面前，我们可以通过脉诊、闻诊、望诊等直接看清其内里气机变化，然后通过病人外在表现验证这种判断是否准确。如果病人离得较远，我们可以通过病人描述外在表现来推测内里的阴阳变化。谨守着阴阳看病，对病人的病情可以精准而全面地察觉，指导处方便会法度森严，用药严谨，不会有猜测、顾虑等，

如此便不再迷惑，达到"俱视独见，适若昏，昭然独明，若风吹云"，即一群医生来给一个病人看病，别的医生会像喝醉酒一样讨论、猜测病人的病情，那么多昭然显现的象他们察觉不到，只有你能看到病人的阴阳变化，你很清醒地知道该如何达到如风吹云一样的治疗效果。

同学提问

问：您说了这么多《内经》的知识，为什么我听着云里雾里的感觉，根本听不懂。

答：这说明我说的话没有引起你内心的共鸣，我可以给你描述泰山之雄、华山之险、衡山之秀、恒山之奇、嵩山之绝，如果你没有登上过就不会有任何体会。但只要你登上过一次，那么我稍微一提醒，你便会有体会。文中有很多话都出自《内经》，但没有标明具体篇章，如果你不知道这些话的出处说明看经典的次数太少了，说食不饱，无论我怎么讲我对经典的解读，如果你不自己去读，只能是云里雾里。只有自己仔细读经典并从中有所体悟，那才是你真正的东西，才能应用自如。

我的建议是先从头到尾读几遍经典，再往下阅读本书，否则越往下看会越吃力。在我带教的师弟师妹中，我发现学得最好的，并不是跟着我时间最长的，也不是学我学得最像的，医术高的还是那些能够静心钻研经典、对经典有所体悟者。

问：人迎气口脉法只能诊断出一经病，那怎么诊断兼脏病呢？有很多太阳病还兼有少阴里虚，这时只解表就不行，必须温里，而且《伤寒论》中也写了合病，就是两经同时得病，这些应该如何诊断？

答：之所以产生这种疑问是因为以前看的书太多了，还没有放下来，这样就容易混淆定义。

产生这种疑问，是在思维里认为六经是一个部位，太阳为表而少阴为里，这样就可以合在一起得病。其实六经并不是部位，而是一种状态。《素问·示从容论》很严肃地批评了这种看病方式，这一篇主要目的就是改变思维，让我们看病可以从容不惑。大家要放下所有后世的东西，重新读几遍经典，看看我说的对不对。下面我引用一下《素问·示从容论》：

"雷公曰：肝虚肾虚脾虚，皆令人体重烦冤，当投毒药、刺灸、砭石、汤液，或已或不已，愿闻其解。帝曰：公何年之长而问之少，余真问以自谬也。吾问子窈冥，子言上下篇以对何也？夫脾虚浮似肺，肾小浮似脾，肝急沉散似肾，此皆工之所时乱也，然从容得之。若夫三脏，土木水参居，此童子之所知，问之何也？"

雷公在《内经》中扮演替我们挨骂的角色，在《内经》中只要出现雷公，多数是作为反面教材出现的，雷公这次又挨骂了。我个人认为雷公是《内经》中最伟大也最可爱的人物，他勤奋博学，却总是心甘情愿地为我们问一些小儿科的问题被黄帝骂。雷公问黄帝有病人体重烦冤，诊断为肝虚肾虚脾虚同时得病，用各种治疗方法，有的治好了，有的治不好，请问为什么？现在的中医临床，很多医生还是这样，来了一个病人腰痛乏力、吃饭不好、心情也不好，我们就诊断为肝脾肾虚，然后一堆补肝肾健脾胃的药，如果是对自己临床负责任的医生，会很清楚地观察到有的治好了，有的治不好。黄帝极其严厉地批评了雷公这种低级错误，用词非常苛刻，说雷公学了这么多年却知道这么少，问的问题自相矛盾，我让你问东，你却答西，我说的脾虚是脾虚的状态，而你却把吃饭不好说成脾虚。黄帝很生气，重新解释了何为脾病、肾病、肝病。脉象虚软，浮取有点像肺脉（在五脏系统里肺脉为浮而短涩），这是脾病；脉象小，浮取有点像脾脉，这是肾病；脉象急，沉取有点像肾脉，这是肝病。这三脏病很容易区分出来，虽然医工偶尔会区分错误，但总归可以很从容地诊断出来，雷公所问这些问题，可以说连刚学习的童子都知道，没有问的必要。

"雷公曰：于此有人，头痛筋挛，骨重，怯然少气，哕噫腹满，时惊，不嗜卧，此何脏之发也？脉浮而弦，切之石坚，不知其解，复问所以三脏者，以知其比类也。帝曰：夫从容之谓也。夫年长则求之于腑，年少则求之于经，年壮则求之于脏。今子所言皆失，八风菀熟，五脏消烁，传邪相受。夫浮而弦者，是肾不足也。沉而石者，是肾气内著也。怯然少气者，是水道不行，形气消索也。咳嗽烦冤者，是肾气之逆也。一人之气，病在一脏也，若言三脏俱行，不在法也。"

雷公又替我们把问题再一次确认清楚。雷公举了一个病例：有个病人头痛筋挛（肝病），骨重，怯然少气（肾病），哕噫腹满（脾病），这究竟是什么病啊？摸脉浮而弦，往下按如石一样坚硬，请问怎么能区分出三脏病。黄帝说这个病是肾病，原因是一通过脉诊浮而弦，是肾病（实为五邪的寒病，属水），沉而实为肾气内著；二通过症状也是肾病，因此这是肾病。一个人的病只能在一个脏上，如果说一个人的病在三个脏，那这个医生开方一定不在法上。谨记"一人之气，病在一脏也，若言三脏俱行，不在法也"。

关于合病问题，只有三阳病有合病，合病的原因为表不解而误治，具体会在下一章细说。

问：如果说每一经病反映的是一种状态，那这一状态与具体实体脏器有没有关系？如脾胃病与太阴之间有没有关系？

答：中医之所以混乱，就是错将病的象与实体联系起来，现在医生一见胃疼纳差就是脾病、太阴病，一见到咳嗽就认为是肺病。《内经》里明确说"五脏六腑皆令人咳，非独肺也"，就这么短短的一句话还被后人误解了，后人以为五脏六腑都能引起肺的病变而咳嗽，其实原文要表达的意思是五脏六腑任何一脏都可以直接表现为咳嗽，下文就描述了肝咳、脾咳等表现。在临床上，咳嗽患者的状态可以是六经的任何一经，同样任何一经都可以引起胃疼等一切单一的病。所以单纯从临床上来说，脾病和太阴病没有任何关系。但是从理论渊源讲，中医理论为援物比类，木头和春天虽然没有联系，但从内里性质看，木的生发所反映的就是春象。我们学中医要搞清楚这种思维。

问：《内经》里提到"食气入胃，散精于肝，淫气于筋""脾气散精，上输于肺……"等生理循环，并非只有西医谈生理，中医也在谈生理，您对经典中的中医生理怎么看待？

答：这个问题的答案在《内经》里同样可以找到。

　　"雷公请问：哭泣而泪不出者，若出而少
涕，其故何也？帝曰：在经有也。复问：不
知水所从生，涕所从出也。帝曰：若问此者，
无益于治也，工之所知，道之所生也。"（《素
问·解精微论》）

　　雷公问了黄帝一个生理现象，人在抽泣的时候为什
么只流鼻涕不流泪，为什么流泪的时候就不流鼻涕了？
黄帝其实不想回答这个问题，就说在经典上有记载，自
己回去看吧！雷公还是不依不饶地问：这些水从哪个地
方出来的呢？沿着哪个管道流出来而成涕了呢？黄帝便
说，这个问题对治疗没有任何帮助，但是医生都知道，
就是说即使你掌握了眼泪怎么生成，以及怎么流的生理
对中医治疗没有帮助，就像即使我们知道脾气是如何散
精的，对我们治病没有帮助，我们还是要通过各种方法
知道病人的状态，调整病人的状态。

　　我们在治病的时候只要谨熟阴阳便可，与生理病理
无关。对西医或中医所说的生理系统、病理系统应该掌
握，是因为掌握之后可以跟病人解释得病的实体原理，
用抽象的阴阳解释病情，病人一般听不懂。

　　问："经言望而知之谓之神，闻而知之谓之圣，问
而知之谓之工，切而知之谓之巧"。脉诊是四诊之末，

但您为什么如此强调，甚至强调到四诊之首的地位呢？

答：对这句话的认识真是被断章取义到了极点，现在很多通过看掌纹、面相说出西医病名的医生都认为是望而知之。

《难经》是"五行脏器体系"的经典，这句话说的是通过望诊，诊断出病人的青、赤、黄、白、黑五色，判断出病人所处在五脏病的哪一脏，再根据五色的颜色深浅、明暗、浮沉、部位判断出该病人具体的病机，此为望而知之。通过闻诊，诊断出病人宫、商、角、徵、羽五音，判断出病人处在五脏病的哪一脏，再根据发音的部位，如唇音、舌音、牙音、齿音、喉音，发音的大小等判断出病人的具体病机，此为闻而知之。通过问诊，诊断出病人真正所欲酸、苦、甘、辛、咸五味，判断出病人处在五脏病的哪一脏，再根据具体欲望的大小、时间等判断出病人的具体病机，此为问而知之。通过脉诊，诊断出病人弦、钩、代、毛、石五脉，判断出病人处在五脏病的哪一脏，再根据脉的大小、滑涩、缓急等判断出病人的具体病机，此为切而知之。

大家看看这四种诊断方法，相比较而言，切而知之最容易了，再次为问而知之，再次是闻而知之，最难的是望而知之。我们作为一个普通人，当然要从最简单的巧开始学起，一步一步地向前，怎么能在没有基础的情况下直接学高难度的？如果能掌握两个以上的诊断方法，来了病人，先用一种方法诊断出病人病机，再用另一种或几种方法确定。如果得出的病机都共同指向一个，那么，对病机的判断准确性将极高，故《内经》言："知一则为工，知二则为神，知三则神且明矣。"

问：人迎气口脉法只用到左右手的关脉和关前一分，并未用到寸脉和尺脉，那么寸尺脉还需要摸吗？

答：人迎气口脉法是快速判断人体状态的一个纲领性的脉诊方法，分出六经并不是脉诊的全部，而仅仅是脉诊的开始。

用人迎气口脉诊法分出六经后，还要参考整体脉的大小、虚实、滑涩等，同时参照寸脉与尺脉。寸以候表，尺以候里。寸脉可以反映病人表的虚实情况，尺脉可以反映病人内里的虚实情况。

以发汗为例，用麻黄汤发汗必须要表里都实才可，寸尺任何一部虚都不可用麻黄汤；用桂枝汤发汗，尺脉不能太虚，尺脉过虚只能通过补益的方法使其自汗。下法亦是，如果表实里虚绝对不可选用泻下法，只有里实，而表不比里更实，即寸脉力度不及尺脉，才可选下法。具体很难用几句话说明，大家一定要记住寸脉与尺脉很有意义，往下读就会有总体认识。

第四章

六经脉证

学习中医很容易偏离正轨而不自知，因此需要不停地回头检视自己。中医是"道"与"术"的结合，两者缺一不可，我们必须时刻从"道"与"术"两方面检视自己的成长，看看自己的医理是不是偏离了经典的"道"，是不是过分地延伸了经典的意思，是不是加入了个人的主观思想。同时我们还要不断地客观评价自己的医术，看自己的处方是否完全遵从医理，处方思路是否清晰，是否可以精确把握病人状态。因此大家一定要一面多读经典以体于"道"，同时还要多临床以精于"术"。这一章我们是要更具体地讨论"天地之道"在"术"的层面上的应用。让我们舍弃以前的治病经验，跟随张仲景一起踏上经典之路。

经典真正的灵魂 —— 天地思维

有些人每天学习经典，甚至能够长篇背诵，逢人便背诵一段以炫耀自己的功力。他们将《伤寒论》中每个方剂所对应的条文背诵得一字不差，但在临床看病时却只对症开方，一看到口苦、咽干、目眩，就开小柴胡汤；看到手足冷就开当归四逆汤。他们认为只要开的是经方就是中医高手，只会开后世方的都是入门水平。

其实善于思考的医生很容易发现，如果病人主诉口苦、咽干、目眩，小柴胡汤未必每次都有效，只会有一部分会产生"一剂知，数剂已"的特效。我们不能因为这一两个特效的医案，便认为小柴胡汤就是好，并迫不及待地与别人分享这一特效病例。如果这样只会越来越浮躁，这样读经典只是为了得到更多特效方剂的"小巧"，方向错了会失去深入经典的可能。深入经典的前提必须是心静，体会经典中所载的天地之道，不去关注哪一个"小巧"高哪一个"小巧"低，放下所有的"小巧"学习经典。

孟子曰："梓匠轮舆能与人规矩，不能使人巧。"不管是金元四大家的医书还是经典医书，所教人的都不是治病的诀窍，而是天地之道，学会治病的前提是必须要掌握这个"道"。由于对"道"的切入点不同从而产生了不同的中医门派。我认为中医必须有扎实的基本功，不是指可以背诵多少经典文字、掌握多少方剂或针灸手法，也不是要看过多少中医书，真正的基本功是你的思维离经典思维有多远，你的体悟离天地之道有多远。

我倡导大家每天漫无目的地阅读经典，其实就是要大家放下自己所有知见，去体会经典所言的"天地之道"，用经典的思维化掉以前所有的知见，与经典合一。我们不仅要知道经典讲的内容，了解天地之道，更重要的是掌握古人的这种思维方式，并通过临床不断强化这种思维。临床选方用药不再想这些症状应该用什么方治疗，而是要判断这个人阴阳到底偏离到什么状态，应该用什么方法让他恢复到阴阳匀平的状态。治的不再是病，而是在调理人体。人得病不是因为增加了什么病理因素，而是因为暂时偏离了正常状态，找不到回归健康的路，医生要做的就是选一种方法使身体重新达到阴平阳秘的状态。

治病是痛苦的，因为疾病千奇百怪，我们即使掌握再多的方剂也没办法应对所有的疾病。但调整人体状态是快乐的，因为无论这个人的状态再怎么变化，也逃不过阴阳五行。以这种心态临床应诊，我们不会对着奇怪的病发愁，或者因偶然出现某一特效病例而狂喜，有的只是将一个个偏离阴阳匀平的状态引导到匀平状态，临床上大量的病人都是特效的，也就没有偶尔产生特效的狂喜了，有的只是看到一个个病人回到平和，自己内心恬淡的喜悦而已。

人体中风与中寒之机理

现在主流思想认为，风与寒是一种名字叫作"风"和"寒"的外在邪气，此物游行于天地之间，趁人虚弱之时便进入人体，潜藏在经络或脏腑里，引发人体各种不适，如果不能用药把邪气祛除，病就不会好。那么我就想问：天地之间的寒气与风气从何而来？要搞明白这个问题我们必须明白天地的深层道理。《内经》云："天有四时五行，以生长收藏，以生寒暑燥湿风。"结合上下文很容易理解"风"与"寒"从何而来。天地之间只有一个气，气的不同状态便化现出寒、暑、燥、湿、风。具体而言，当天地之气处于"生"的状态，天地之间便会表现出"风"的象，这种"风"的象就像木一样，因此可以说这种状态或外象就是木，同样当天地之气处于藏的状态，天地之间就会表现出"寒"的象。可以说四时五行为体，生长收藏、寒暑燥湿风为用。天地之间的寒、暑、燥、湿、风为一气所化现的五种象，天地之间每时每刻都可以察觉到这五种象，只是春季风象最明显，我们就说春生风；冬季寒象明显，我们就说冬生寒。

"人以天地之气生，四时之法成"，人生于天地之间，人体之气亦会受天地之气的影响化现出四时寒、暑、燥、湿、风的象（其实人体之气与天地之气为同一气，为了说理暂分为二）。寒象为"气藏"所显现出来的象，当人穿较少衣服与寒冷的外界接触时，寒冷的外象便会引起人体产生拘紧的寒象，人便会不由自主地全身拘紧、打哆嗦，说明这个人能够适应天地变化，为天人合一，这种表现不是得病。当外界过冷引起人体之气过度拘紧，或外界已温暖但人体还一直处于拘紧状态，他所表现的就不仅仅是打个哆嗦了，还会表现出气拘紧不通的身体疼痛、无汗、恶寒、喜温等，此寒便不再是六气而是六淫之寒邪，此人当下便处于中寒状态。同样道理，当人穿衣较少与风大的外界接触，体表不停地被风吹，增加了汗液的蒸发，引起人体之气一直处于疏泄的风象，此时为不病。但当外界风引起气疏泄过度，或外界已无风而人体还一直处于疏泄状态，便会表现出汗出、麻木、走窜痛等不适，此风便为六淫之风邪，此人当下便处于中风的状态。

每一种邪气致病所表现出的外象在《内经》里都有详细论述，建议读者仔细研读《内经》相关篇章，体会每一种邪气状态，在临床便可以清楚地分辨出病人的表现究竟是哪一邪气的象。

临床诊脉，我们可以通过手指的举按之间判断病人是中风还是中寒。具体操作方法为：手指由轻到重向下按，在向下按的过程指下感觉是脉搏力度由弱到强再到弱，记住这个过程中最强脉的力度。手指按至骨后再轻轻地向上抬，在抬指过程中指下感觉是脉搏力度由弱到强再到弱，记住这个过程中的最强脉的力度。下按得到的最强脉力与上举得到的最强脉力比较，如果两个力量一致，分不出强弱，说明病人当下处于既非中风也非

中寒的中和状态，不病，或病与中风中寒无关；如果
下按力大，说明病人的脉搏是紧张的，病人的气处于拘
紧状态，为中寒；如果上举力大，说明病人的脉搏是
向外舒张的，病人的气处于疏泄状态，为中风。

中风、中寒及其他邪气，皆可以相兼于六经病出现，
我们在诊断出六经大象之后还要继续细分六经所兼杂
的邪气。纵观《伤寒论》全文，并无"中风寒"一说，
张仲景将中风与中寒分得很清楚。

> "太阳病，发热，汗出，恶风，脉缓者，
> 名为中风。
> "太阳病，或已发热，或未发热，必恶寒，
> 体痛，呕逆，脉阴阳俱紧者，名为伤寒。
> "阳明病，若能食，名中风，不能食，名
> 中寒。"

病人如果表现是中风象那么就不可能再是中寒象，
因为中风和中寒正好是两个相反的象，人体之气不可能
处在截然相反的两个状态，中风为人体气处于疏泄状
态，而中寒为拘紧状态。中风的状态可以和中湿的状态
相兼，中寒亦可与中湿相兼。当病人处于中风状态，我
们只要用药或用针调整使其由中风状态转变到刚刚中

寒状态便可痊愈。在脉诊体现上，如果病人脉为外散舒张的中风脉，只要将脉调治到轻度向内拘紧的中寒脉，而且整体脉趋于中和，寸、关、尺大小亦齐等，就算还有一点症状没消除，但病的大势已去，即使停药症状也可自行消除，病就治愈了。反之，本来处在中风状态，治疗后脉比以前更舒张、更没力，病人的症状一般会加重，或会增加新的症状，这就说明治错了，为逆治。同理，如果病人处于中寒状态，只要调治到刚刚中风状态便可痊愈。病人如果不是阳明病、太阴病，脉象显现中寒的紧象，却表现为汗大出等疏泄的中风象，那么这个病人为亡阳，我曾经遇到过一例癌症晚期的病人就是如此表现，他很快就去世了。

现在有些人体内根本没有寒象，却听从错误的医学理论，服用麻黄、细辛、桂枝、附子等温散药，或者每天喝姜枣茶以驱散寒气，使人体正常的气总是处于向外疏散的状态，久之就会表现出怕冷、冒冷风等迹象，实际这是人体通过怕冷等迹象使气收引。庸医不知，以为是在排寒气，认为药物有效，就继续用大剂温散药，使病人越来越虚，很多症状便没有力量再表现出来了，貌似得以治愈，实则为一种假象。这时再对比看治疗前后的人，原先人体之气较充足，敢喝冷水，敢跑步，吃肉也能运化；而治疗后呢，沾点冷水就拉肚子，出点汗就受寒，吃点肉就上火，三天两头就要去医院，此时的脉象往往一点胃气都没有。我在临床每见这种病人，未尝不痛心疾首，正是"庸医杀人不用刀"。学者慎之！慎之！

六经病的产生与传变原理

如果读者能够体会到每一经病所反映的天地、人体的象，那就继续沿着张仲景所指引的方向深入学习。

六经病本没有始终，六经之间的传变也不是僵化固定的，一切都很灵活，我们很难用语言描述。每一种病都有六经传变的规律，有的传变快，有的传变慢，用再长的篇幅也不能一一描述。在所有的疾病中，感冒伤寒传变较快，且最为常见，因此张仲景便以伤寒为例，说明这六经的产生与传变规律。只要掌握了这个六经的规律，我们不仅可以将之用于治疗伤寒病，内、外、妇、儿各科疾病都可以用。掌握了这个规律后，医生可以把握病人当下的状态，知道病情可能会往哪个状态传变，现在的病是重是轻，传变到什么时候这个病人就没救了，在什么诱因下更有可能传变等，可以对病情了如指掌。下面就以感冒伤寒为例说明这个规律。

正常人，阴阳平衡，脉象左右手六部脉大小齐等，关前一分左右手大小齐等，说明阴阳匀平，不病。

下面以感受寒邪为例。

"伤寒一日，太阳受之"。寒气来袭，就是人体的气感受到天地收藏的气，人体的气开始收藏，阳气内入增多，汗孔闭，阴气外出受阻，人体短时间处于太阳状态，表现为发热恶寒、身痛等症状，此时病人脉象为人迎二盛。"脉若静者为不传"，如果得了太阳病，但脉很安静，第一说明病人没有强烈的阴阳相争之象，人体之气较静，病势缓，病人主观感觉不重，不发热或微发热，或有乏力、身痛等症状；第二说明病人如果顺应身体静心休养，不使气躁动起来，病就不会传变，过半日或一日汗孔慢慢打开，阳气内入慢慢减少，阴阳就可以恢复平衡，人体就可以恢复健康。

"伤寒二日，阳明受之"。太阳病，阳气初占上风，如果病人内里的阴气不安静，脉象躁动，阴气（气外出为阴气）早晚会胜过阳气的内入，冲破阳入的束缚。人体便由阳盛变成阴盛，表现出气大量外出的阳明病，其表现为汗孔打开，汗大泄，郁闭的热气大量外出，此时脉象为人迎三盛。"阴平阳秘，精神乃治"，是不是传变很重要的因素是阴能否平静下来，只要阴不安静，必然要传变。传变到阳明病，气大量外出，这时如果能把心静下来，气外出会慢慢减少，同时吃食物补充大量的谷气，这样虽然消耗多但是有了及时的补给，慢慢地人体又会恢复到阴平阳秘的匀平状态。一般情况下，外感病传到阳明就很难继续往下传变了，因为"阳明居中主土也，万物所归，无所复传"。只要胃口好，就能很长时间处于阳明病而不传变，所以古人又说"阳明多气多血"，很耐折腾。

"伤寒三日，少阳受之"。太阳病，阳气内入多，表闭，二日未传到阳明，虽然阴气很躁动，很想外出，但是因为体质本弱，或是食物供给不足等，人体阴气弱，无力攻破阳气的束缚，如此僵持到第三日或第六七日，人体一直处于阳盛的状态，气内入多于外出，人体阴阳气在相持中都减少，病人便处于少阳病，由全身热传变到只有内热。此时只要静下心使气平下来，并补充足够的谷气，慢慢也会缓解而恢复阴阳匀平。

此为感受寒邪后三阳病的传变规律，感受风邪的传变规律与寒邪相同。人体感受风邪之后，导致人体的汗孔开合不利，大量的汗孔处于开泄状态，气血会因为汗孔的开放趋于肌表，此时人体短时间处于太阳状态。随着气血大量涌向肌表并向外消耗，人体气血就会处于相对的外热内寒的阳明状态，即二日阳明。如果人体气血衰少，即使汗孔开泻人体气血也无力消耗，大约三日左右便传到少阳状态。正常的平人感受寒邪或风邪都会以此规律传变，但是由于人体的体质不同，如有些人不病的时候就长期处于气血亢盛的阳明状态，这类人感受风寒后有可能只经历极短时间的太阳病就迅速传到阳明了。

温邪的传变与风寒的传变有差异，温病由口鼻而入，往往一受邪就迅速传到大热、大渴、大汗的阳明状态，并迅速耗伤人体的津液。我们学习《伤寒论》不能机械地通过天数来判断病人当下的状态，也不能一见外感总想着发汗，还需要观其脉证，随证治之。

大部分外感病只要不被误治，很难传到三阴病，很多危重病都是因为误治而引发的。受生于大自然并在大自然中长期生存，人体有较完善的自愈机制，而自愈的关键是阴气平，就是一定要静心，使心不着于外物，心不着于物则明，主明则下安，主不明则十二官危。因此要求医生在看病的时候，一方面自己的心不能乱，以便于准确体察出病人的阴阳倾移变化；另一方面，告诉病人不要慌乱，安心服药，慌乱只会加速病情传变而使病情恶化。

如果三阳病未能自愈，或得不到及时治疗，或一直被误治，就要传到三阴病。一般的传变顺序为：阳明病气大量外耗，得不到及时补充，长期下去体内的气就会由实转虚，全身发热转变为只有手足温，并且伴随内里虚的腹痛、腹满等症状，此时便传到了太阴病，脉象则是气口三盛。李东垣描述这个传变过程为"初为热中，后必为寒中"。如果继续得不到治疗，一直消耗到气血由"太"变"少"，全身的气都变少，不足以温养全身，此时便表现手足寒、全身冷等症状，便到了少阴状态，脉象则是气口两盛。继续不治疗，阴气外耗慢慢减慢，手足越来越寒，反倒使内里产生生机，内里开始变热，形成外寒内热之象，此时便是厥阴，脉象为气口一盛。厥阴病是个关键，如果内里的气积攒起来，慢慢能够温养外边的厥逆，便传到少阳或少阴，则为顺；如果内里的气没有积攒起来，继续虚下去就很有可能为除中。

每一经病的正治大法

每一经病都代表着一种状态，每一种状态都是不稳定的，有时会发展到阴阳平和，有时却会阴阳相争剧烈。我们治疗的目的是顺应人体的不同状态，引导其向好的方向发展。每一经病都有一个治疗大法，掌握这个大法，对该经病的治疗有指导作用，在严格的法度指导下才不会治逆而使病情恶化。并且在这些法度的指导下可以指导病人选择正确的、适合的养生方法。

《脉经》收录的张仲景条文中，大法都是放在章节的第一条，可见大法的重要性。"大法：春夏宜发汗。""大法：春宜吐。""大法：秋宜下。""大法：冬宜服温热药及灸。"每一种状态都必须以大法为指导选方治疗，春夏即太阳病、少阳病，治疗大法为发汗法；秋即太阴病，治疗大法为下法；冬即少阴病，治疗大法为温法。关于春宜吐，似乎不合常理，笔者考虑可能是衍文，古字"吐"（吐）与"和"（和）很相似，有可能是春宜和，即少阳病的治疗大法当是和法。具体每一经病的详细治法请看下文。

太阳病，为阴阳俱盛，以阳盛为主，因此治疗太阳病的思路应该是泻阳泻阴，以泻阳为主，能达到这个效果的治法就是汗法或利小便。对于脉象比较躁动，寸脉强度大于尺脉（寸脉大小不一定大于尺脉，但脉搏的力度寸脉必须大于尺脉），表现也比较亢盛的病人，我们可以选择发汗的方法，方如桂枝汤、麻黄汤、小青龙汤、大青龙汤等方加减；对于脉象比较迟缓，寸脉与尺脉力度差不多，表现也比较沉静的病人，我们可以选择利小便的方法，选方如苓桂术甘汤、茯苓甘草汤、五苓散、真武汤等。具体选方要根据病人的脉象和表现，详细观察病人的气是拘紧还是疏泄，是滑利还是黏涩，病位的浮、中、沉，气是否有郁滞，胃气强弱，是否有被误治等，要综合分析，精确选方。只要选方的大法正确，就可以引领病人的病情向好的方向发展。在大法的指导下更进一步地精确选方是达到精准疗效的关键。

阳明病，"两阳合明"，阴阳俱盛，以阴盛为主，阳亦很盛。因此治疗阳明病的思路为泻阴泻阳，以泻阴为主，能达到这个效果的治疗大法就是下法。拉肚子不是目的，目的是通过下法使亢盛的阴阳气匀平，根据具体病情可以选择三承气汤、芍药甘草汤、黄芩汤、麻子仁丸等。无论是汗法还是下法，治疗都需要中病即止，达到目的后必须停药，过用会使人体变虚而发生传变。用药亦不可过于杂乱，拖泥带水使下不彻底或下起来没完，反倒不利于恢复。用药亦不可过量，以微下为度，过汗、过下都会引起疾病传变。

少阳病，阴阳俱少，阴少于阳，阳相对盛，病以阴虚为主。阴阳都少任何一个也不能泻，因此治疗少阳病的思路为益阴。益与补不同，补的原意为衣服上打补丁，收住气使气不外散则为补；益的原意为水满之后外溢，让气慢慢多起来向外满溢是为益，达到这个效果的治法就是和法，通过和法，祛除气的郁滞，使气慢慢满溢，最后达到阴气慢慢满溢出来而表现蒸蒸汗出而愈。也可以说少阳病的大法为不汗而汗。代表方剂便是小柴胡汤、柴胡桂枝汤、大柴胡汤。需要说明的是小柴胡汤的加减极其微妙，必须仔细体会每种加减法所反映的细节差异。从文献上看大柴胡汤没有大黄，因为有了大黄则成了地地道道的下法，大柴胡汤只是下气，使郁滞的气快速疏通，而非下实。

太阴病，阴阳俱盛，以阴盛为主。太阴病与阳明病相似，只是太阴病阳已不是很盛，内里亦开始变虚，此时如果用下法，则会使内里更虚，反而会加重病情，因此太阴病的治法为泻阴而护阳，具体的治疗大法是使气向内运行而不致泻下，亦属于下法的一种。阳明病的下法为直接苦下，而太阴病的下法则要辛苦合用，以苦为主，最后人体达到由阴道虚的状态变为阳道实的状态便可痊愈。在治疗过程中即使病人表现出暴烦下利，日十余行的症状，只要是用调整"气"方向的方法，而非下法达到的，下利必然会自己止住，因为这是用不下而下让气向内行的方法使脾家实的结果。根据脉象虚实等细节选方，代表方剂为桂枝加芍药汤、小建中汤等。

少阴病，阴阳俱虚，阴多于阳，以阳虚为主，此时的治疗目的是使阴阳气尽快长起来，此时人体气已经很少，手足亦寒，如果用收敛的方法已无气可收，因此治疗的方法为温法，通过温法使气快速运转起来，达到阳生阴长的目的。温法以徐徐温中为要，一定要注意不可过温使脉暴出而亡阳，亦不可过温使出汗，即使有表证也只可微出汗，表解后继续温里。汗法是少阴病的大逆之法，因为少阴病气本就少，用汗法很容易亡阴伤阳使病情极度恶化而危及生命，切不可强责少阴汗。我在临床经常看到医生对少阴病人处大剂量的麻黄附子细辛汤，久服的后果很容易使病人极虚，一定要谨慎用之。根据具体情况，少阴病常用方为四逆汤、真武汤、附子汤、白通汤等。如果病人处于少阴，非常烦躁，气大量外出，少阴本虚，而气又大量外出，必须以收住外散之气为第一，然后方可用温法。这种情况下脉象往往是少阴脉同时脉躁实不安，此时必须急下，且需用峻药只下一次，待气静后再观其脉证治疗。下之用大承气汤，温里用四逆汤、理中汤等。

厥阴病，阴阳俱虚，阳开始相对多于阴，以阴虚为主，为外寒内热，因为气血很少，所以内热不可以再有损伤，治疗的目的是使这点内热散开去温养外寒，因此治疗的方法为通法，就是用具有走窜性质的药使体内之气流通，以通达四肢。需要注意的是在用通法时一定要护住这一点内热之气，不可只为通四肢而损伤内里的气，如果气较虚可以用酸敛的药敛住气再温通。根据具体情况，厥阴病常用方为乌梅丸、当归四逆汤、吴茱萸汤、通脉四逆汤等。

总之，太阳病的治疗大法为发汗、利小便；阳明病的治疗大法为下；少阳病的治疗大法为不汗而汗，为和法；太阴病的治疗大法为不下而下；少阴病的治疗大法为温；厥阴病的治疗大法为通。无论哪一经病的治疗方法，都有两个应用前提，一是病人能吃饭以产生谷气，二是病人要静心宁神以复神气。有了充足的谷气才能更好地调整状态，充足的粮草是调动兵马的前提；神不外骋，恬淡其心，则邪无从深入，治疗可事半功倍。除极个别情况外一定要时时护住胃气，同时根据病人的具体情况嘱咐病人别生气或别过劳等。治人为本，治病为辅。

六经病误治举要

不管哪一经病，如果采用了正确的治法就会使病人康复，用错误的治法就会使病情恶化。很多人说一定要记住某某方剂的禁忌证，其实只要不是适应证都是禁忌证，我们在使用经方时一定要谨记。治疗误治的第一大法为"观其脉证，知犯何逆，随证治之"，只要我们能谨熟阴阳，无论病情传变到多么复杂的状态，还是逃不出六经病。熟练掌握六经病，就可随证选方治疗。

太阳病，无论是中风还是伤寒，治疗大法为汗法或利小便法。误治不可胜数，较常见的误治为以下几种。

1. 误用汗法之后脉证论治

"脉迟涩不可发汗",因为"荣气不足,血少故也",如果此时选汗法只是小逆,病人气血会更虚,而表现出寒栗、头眩欲仆等症,此时只要选温化之法补救便可。

"尺脉弱不可发汗",尺脉反映内里的状态,尺脉弱说明里虚,病人往往表现咽喉干燥、腹痛等症,发汗会使尺更虚,若发汗后不再是太阳病,则按所传到之经治疗。发汗后若病未传变仍当解表,需根据尺脉情况或者先用甘药将尺脉填足,待其自汗而解,根据整体虚实选方如甘草干姜汤、桂枝甘草汤、四逆汤等;或是用甘味药为君顾护里虚,少用解表药解表,选方如桂枝加葛根汤、葛根汤等。

"冬三月不可发汗",发汗的前提是病人必须温覆暖衣,如果外环境为如冬三月的寒,人体之气必然拘紧,此时不可强发汗,发汗必不解反伤正气,使病情恶化。正确的治法为先嘱病人温覆以去寒就温,再发汗,待汗出半日许便可。

"疮家不可发汗",身上长疮或肺中有腥脓痰等,会出现脉紧,症状上甚至出现身疼痛,很容易误诊为太阳中寒证而发汗,此时发汗一定是逆。表不解会引起脉紧,疮脓不消也会引起脉紧,此时若发汗解开紧脉,但因疮脓未消,脉必会复紧以消疮脓,此时疮脓定会较前恶化。化疮脓可选千金苇茎汤、四妙勇安汤等。

2．发汗方法不正确后脉证论治

伤寒脉浮紧，本当用麻黄汤发汗，反用桂枝汤，则脉会躁动不安，病人亦会表现出表不解和烦躁的症状，此时不可再解表，因为内气已经很躁动了，一旦解表，内里郁滞之气定会如洪水决堤，不可收拾，发汗的同时需要凝气，可用大青龙汤发之。

伤寒脉浮缓，本当用桂枝汤发汗，反用麻黄汤，发汗之后病人表会更虚，脉也会更虚缓，如果未传变可继续用桂枝汤发汗，若过虚缓可用桂枝二越婢一汤，若传变则需观其脉证治疗。太阳病不可用温针、丸药等强发汗，或者用药剂量过大而致汗出如水流漓，这样病必不除。虽然热短时间会随汗解，过一会儿必会复发高热，此时便是阳明病，要根据阳明病论治。发汗不彻是指发汗过程中没有去寒就温又感受风寒，或者发汗药药力太轻未至遍身微似有汗，此时病人症状未全缓解，可复发汗，选用桂枝汤、桂枝麻黄各半汤、桂枝加葛根汤等。

3．误用下法后脉证论治

太阳病阳盛以汗解为顺，反用下法则是大逆，其病变万千。

先说太阳中寒误下：①病本是表实，气内入太过，外出不及，表闭，如果用了下法而病人体质较好，病未传变，则仍可汗解。②用了下法之后，使得表闭更深入，但仍有表闭证，表现出头项强痛、鼻塞等症状，同时表现出内里虚弱的症状，如咽干痛、呕等。脉象特点为寸脉强、尺脉弱，病在阳。因为用了下法之后使得关尺脉变虚，此时单从脉象看往往是阳明病，但这个阳明脉所反映的不是真正的阳明病，而是用了下法之后的关尺脉虚，相对而言关前一分反倒盛，脉象成阳明象，但从症状上看是太阳病，此时便是太阳阳明合病。"太阳与阳明合病者，必自下利，葛根汤主之。"这种太阳阳明合病必然源于下利，临床上我们可以断定这个病人是被苦寒清下之药误治的。寸脉力强说明表未解，当从表解，但里已虚，根据里虚与表实的轻重情况选择葛根汤、麻子仁丸、甘草汤等。③如果用了下法，表闭更进一步深入，由表闭深入到里闭，为阳气内陷，由于表闭已深入，没有表证，或仅有项背强一点表证，内里闭塞则会表现出胸脘拒痛、咳嗽等结胸证。此时的脉象特点为寸脉已不是很实，关前一分非常结实，甚至可以摸到一个很实的结，关尺脉也较结实，但程度不及关前一分。寸为心肺、关为肝脾，此最实点位于寸关之间，为心下，此时必须赶紧治疗，寸已不实，不能从表解，只能用药下掉这些壅结的痰饮，可以选各陷胸汤、陷胸丸。临床上很多高血压、高血糖较重的病人很容易出现此象，此时必须赶紧下痰饮，否则很容易中风。如果表不解，心下有痰饮，可以用小青龙汤；如果结胸位置比较靠上，在寸脉结，但没有表证，可以用吐法。④如果过用苦寒下法或在用苦寒药时正逢女子经期，则很容易使气结于下焦、膀胱等处，呈现蓄血证，脉象特点为寸、关脉都虚，只有尺脉结实，而且往往很结实，此时可用下瘀血的方剂，如桃核承气汤、抵挡汤、抵挡丸、桂枝茯苓丸等。⑤如果用了下法之后传到别经，则还是观其脉证，随证治之。

太阳中风误用下法的传变与中寒相似。太阳中风三部脉皆散大无力，尤以寸脉最甚，如此表现为表气过分外散，太阳病当泻，故用桂枝汤温覆发汗泻掉多余的气，多余的气泻掉之后表闭，气不再外散。不管是太阳病、阳明病、太阴病，只要三部脉都大而无力，同时最散大的脉在寸脉，反映的都是人体表虚而气外散，都应当实表，用桂枝汤。①如果用了下法之后，表的消耗仍在，即寸脉仍然是最散大的，仍然可以再用桂枝汤。②下之后，表的消耗仍在，而同时内里已虚，脉象为阳明病，此阳明病亦是因为用了下法之后关尺脉虚，相比关前一分小而成了阳明脉。此时为太阳阳明合病，用桂枝加葛根汤。③下之后，表证入里，结于关前一分，关前一分因有郁结而实，同时由于郁结不通，关尺脉亦变实，而关尺脉没有关前一分实，此时表现为心下痞硬。这个结硬为相对的实，故而不可下，当用泻心汤辛开苦降，化开郁结。临床上长期吃冷饮的病人常有此象。④如果过用下法亦会出现下焦、膀胱蓄血证，需要选用具有下瘀血作用的方剂治疗。⑤如果用了下法之后传到别的经，则还是观其脉证，随证治之。

4．下之不已，复发汗、复吐后脉证论治

"一逆尚引日，再逆促命期"，很多重病、疑难病都是被医生一步一步误治所引起的，这些被误治无数次的病人非常考验医生辨别阴阳的能力。很多病人本来因表不解而发热，医生见发热就用苦寒下法，导致阳气内入结于心下，这时病人往往热退，但却表现出咳嗽、胸闷、咽痛、腹痛等症状，医生以为治对了，继续或吐、或下、或发汗，使得郁结仍在但内外俱虚。这时脉象反映为关前一分相对稍微结实，其余脉都很弱。此时如果补中则会加重心下的郁结，散郁结则使整体脉更虚，因此则需选用轻轻散结之品，如栀子豉汤系列方。如果吐、下、发汗后内里极虚而无一点实象，则需根据具体脉象选甘温之品补中，如建中汤、桂枝甘草汤、理中汤、炙

甘草汤等。

太阳病最易误治，误治后传变也最为复杂，因此张仲景用大量的篇幅描写太阳病的误治。很多病人说自己或孩子只要感冒就非要转到气管炎、扁桃体炎或者肠系膜淋巴结炎，每次一有不舒服就马上吃药，可是不管吃什么药都不能阻止病情的发展，并且每次感冒都要折腾半个月才能好。我发现他们一般吃的药大都是清开灵、大青叶、板蓝根、双黄连等苦寒药，或者是解热镇痛药、糖皮质激素等能使人出大汗的药。很多时候当汗而用下法，或当用下法而用汗法，或者当用汗法而发汗太过，这样下去就会"故病未已，新病复起"。如果他们不去这么乱治，而是顺应人体静心休养，一般来说病很快就会好，但像他们这样吃药只会短时间消除部分症状，病却越治越重。"毒药"驱邪不得已而用之，用之一定要谨慎。

阳明病治疗大法为下，如果误用汗法，或误用丸药下之变证亦会很多。阳明病如果表未解仍不可下。尤其需谨记阳明病的三个急下证，在临床中需胆大心细，当下则下。很多高热病人，大汗出，脉象稍微有点实，我刚开始上临床的时候对这种病都不敢果断用下法，或用白虎汤，或用温病常用的清热药，这些方法退烧较慢，而且容易有后遗症。这时必须急急清下，以承过分亢奋之气，选方宜大承气汤。其实在临床上，病人长时间高热汗多、脉象还很结实的情况反倒很少见。如果阳明病本该下，却未及时下，或用了汗法，使人体气很虚，同时气还不停地往外耗散，在脉象上三部脉都只虚无实，尤其是尺脉最虚，此时不可下，只可用寒凝之药顾护气，使气不外耗则安，选方如白虎汤、竹叶石膏汤等。如果阳明病误治，不再是阳明病，则需观其脉证，随证治之。

少阳病的治疗大法为和法，不汗而自汗。此时误用下法或误用汗法都会使病情加重，只要病机未变，还可以用小柴胡汤。如果过汗之后，病人则会非常烦躁，很多精神分裂症都是这么治出来的。此时若是阳明病，则用阳明病的治法，若仍为少阳病，则可在和法的同时加一些重镇的药，使气静下来，选方如柴胡加龙骨牡蛎汤。少阳病用下法后，阳气很容易内陷，会表现出下利、胸胁微结等症，此时脉象虽仍为少阳，但尺脉已虚，内里空虚，无气可和，只能温中同时微和之，选方如柴胡桂枝干姜汤。如果误治后不再是少阳病，则需观其脉证，随证治之。

三阴经的误治亦不外乎误汗、误下、误补、误温等，张仲景所著《伤寒论》中已详尽概括，只要我们熟练掌握阴阳的变化，"观其脉证，知犯何逆，随证治之"，不可因为病人的病因是受寒就不敢用寒药，亦不可因病人本虚就不敢用泻药，用药中病即止，病跑到哪里，治法就跟到哪里，有时选药始温后寒，有时选药始泻后补，无一定之法。

无论是伤寒、温病，还是内伤、外感，都逃不出阴阳六经这个圈子，后世很多医者不究竟的辨证，很机械地将人看成不变动的死物，如将感冒分成若干型、胃病分成若干型等。人是活的，任何病的变化都没办法只用几个类型来概括。张仲景辨证的高明之处在于将病的正治治法，正治之后病情的走向，各种误治之后病情的走向都用一个纲串了起来，因此只要我们在临床谨守阴阳这个大纲，就能以不变应万变。

痰饮病脉证论治

张仲景多次提到水饮病，水饮亦是一种比较常见的象。在古人的思维中认为，气在流动过程中遇到了阻碍，如果阻碍之处温度较低，气则化为水，或气聚于某处而不流通，久之则气聚之处潮湿而为水，水为气的凝结状态。人体出现水饮之象的机理与天地一样。当人体的气流通顺利，则不会有水饮；当人体的气流通遇到阻碍时，并且阻碍的位置相对偏于四肢肌表，因肌表的温度低于内里的温度，气就会凝结成水，阻碍气运行之物古人便认为是痰。或者气流动较慢，但气可以流动到肌表，久之就会形成水饮。水饮病外在表现为四肢沉重、头沉重、胸闷等，表现可千变万化，只要掌握了水饮之象的机理，一眼就可以识别。水饮在脉象上会表现出如按琴弦的弦脉。正常人的脉搏感觉应该像一个小珠子从指下轻轻滑过，这说明人体之气运行得非常顺畅，如果滑过较快说明病人气动得过快，表现往往为热或燥象。当感觉脉不是从指下滑过，而是如一根琴弦或者一根竹竿一样上下搏动，这就说明前方不通。如果脉搏搏起较快而回落较慢，同时多数会在某处摸到如豆大的比较结实的脉搏，说明水饮的出现主要是因为气被阻滞所致；如果脉搏搏起较慢而回落较快，说明水饮的出现主要是因为气运行缓慢而致。如果气流动受到阻碍的位置偏于内里，内里温度高，不会形成水饮，只会形成气滞，其表现为气胀满不通。脉象上这种气滞不通也会形成弦脉象，只是这种弦脉搏动位置很沉，并且脉搏较细。治疗气滞以理气为要，如果是因为气无力运行而产生内里瘀滞，则需温通，可以根据具体六经病选方，如吴茱萸汤、当归四逆汤、通脉四逆汤、柴胡桂枝干姜汤等。如果是因为气被阻塞，则可以根据具体六经选宣通气机之剂，如柴胡汤、半夏泻心汤、四逆散等。

对因气被阻塞而引起的水饮病，治疗当先解开阻塞之处，使气正常流通，常用的方法为开鬼门、洁净府、去宛陈。如果阻塞之处很表浅，病人表现为身热不扬、汗出不畅、身重痛、口黏腻等肌表症状，脉象浮，治疗一般选汗法，选方如麻黄加术汤、麻黄附子细辛汤、小青龙汤、麻黄杏仁薏苡甘草汤等。如果阻塞之处较肌表稍微深一些，病人表现为口苦、头汗出、身黄、小便不畅等，脉象稍浮。治疗一般选利小便法，选方如茵陈蒿汤、茵陈五苓散等。茵陈蒿汤必须先煎茵陈，并根据病人体质调整栀子、大黄的用量及煎服时间，以使水饮从小便利，若服用茵陈蒿汤后泻下，往往病情会加重。如果阻塞之处深入，病人表现有口干、胸闷、腹胀等，脉象偏于中取或稍沉，治疗一般选下法，选方如生姜泻心汤、陷胸汤、陷胸丸、十枣汤等。

去水饮必须因势利导，不正确的疏导方式，不仅不能解开阻塞之郁结，反而可以损伤人体之气，使得阻塞之处更难解开。并且在气已受损后如再有阻塞，不足的气无力解开郁结就会躁动起来，脉象表现就会在弦的同时脉率增快，凡是弦脉同时脉率又快，除感受瘟疫外，大部分都是被医生误治的。如因酗酒、吸毒、劳逸过度等因素使病情加重，治疗时需先去除诱因。治疗方式无论发汗还是泻下都需谨慎，因为气已经少了并且躁动了，要防止解开郁滞之后气暴出，选方宜大青龙汤、小青龙加石膏汤、麻黄连翘赤小豆汤、葛根黄芩黄连汤等。

很多气被阻塞引起的水饮病，由于阻塞时间较长，或者被误治过多等，会出现即使解开阻塞之处，气仍运行不通畅，此时可以按照气流动慢引起的水饮病治疗。凡是因气流动慢而形成水饮病的治疗大法为"病痰饮者当以温药和之"，最核心的就是"温"与"和"。所谓"温"就是用温药使气有动力去化水饮，"和"就是用走窜性的药使气动起来。"温"与"和"必须根据病人的具体病情酌情配伍。如果选药过温，而走窜不及时，就会郁而化热，水饮未化反增新病；如果选药过于走窜，而温不及时，就会使气短时间快速动一下，能短时间化掉部分水饮，但是使气过于走窜本就伤气，气被伤则只能短时间气运行较快，药力一过气反而运行更慢，水饮反倒会加重。如果有水饮的同时内里已虚，脉象上尺脉空虚，则不能用走窜的药，只需用理中汤、甘草干姜汤之属温中，待内里气足自会将水饮运化开。如果内里很结实，脉象关尺都很有力，直接选温性走窜类药即可，如真武汤等。临床一般根据水饮留滞的部位，脉象的浮、中、沉，选择苓桂术甘汤、五苓散、茯苓甘草汤、桂枝甘草汤、肾着汤等。

"属"病的治法

《伤寒论》中多次提到"属"某病，如"食谷欲呕，属阳明也，吴茱萸汤主之。""伤寒，脉弦细，头痛发热者，属少阳。""自利不渴者，属太阴，以其脏有寒故也，当温之，宜服四逆辈。"类似的条文很多。这类病不好归类，张仲景定为"属"病。"属"为象形文字，原意为动物的尾巴，代表附属的意思。每一经病都有其相应的治疗大法，具体治疗时要根据病人的情况将这个大法不断细化，但有的时候会有特殊的病机，针对这个病机不能用该病的治疗大法，甚至需要用相反的治疗方法，这种情况张仲景会在这个病前加上"属"字。这些病大都是误治引起的。

下面以属阳明病的吴茱萸汤为例。这种症状表现为食谷欲呕的阳明证，脉象也是阳明，但这个阳明病不是真正的阳明病，而是经过长时间的误下后，导致胃中寒凝而表现的食谷欲呕，脉象也是因为长时间用下法后导致关、尺脉沉紧有力，如与关前一分比较，关前一分明显大于关脉，从而显现出阳明脉，这时的治法就不能再用下法了，而是要用走窜的药温通开内里的寒凝。如果吃了药后病情加重，说明寸脉处一定有郁滞，只要有郁滞之痰，不将痰化开气是温不开的，寸脉主上焦，说明病在上焦。属太阴病的机理也是因长时间用下法引起的胃中虚寒，需用四逆辈温中，绝不能再下。临证时一定要仔细分辨，小心选方。

判断病人病情轻重与预测死期

作为合格的中医师，不仅要能够辨证施治，达到"虽未能尽愈诸病，庶可以见病知源"的程度，还必须能用自己的方式来"视死别生"。不能因为病人拿来的化验单结果表现病重就认为他病重，也不能因为病人拿来的化验单结果表现病轻就认为病易治，我们必须有自己判断病人病情轻重的方法。中医眼中的重病人在西医眼中甚至可能认为没病，而很多西医认为重病不治的病人，来到中医这里看可能是很简单的小病，当然更多的是中医看是大病，西医检查结果也是大病。下面我就通过脉象和症状来说明中医决死生之法。

中医从脉象判断是否病重一般看脉"是否阴阳离决"与"是否有胃气"。判断阴阳是否离绝用人迎气口诊法，即关前一分与关脉的差异，如果关前一分远远大于关脉，甚至关前一分是关脉的三四倍，这为外关脉，说明阴阳马上就要分离了。如果关前一分远远小于关脉，甚至关脉是关前一分的三四倍，这为内格脉，也说明阴阳马上就要分离了。关格者与之短期，很快就有生命危险，"关格之脉赢，不能极于天地之精气，则死矣。"

"人无胃气曰逆，逆者死"，判断病人死生还要看是否有胃气，即使没有出现关格脉，病人出现没有胃气的脉也是死脉。"春胃微弦曰平，弦多胃少曰肝病，但弦无胃曰死。""夏胃微钩曰平，钩多胃少曰心病，但钩无胃曰死。""长夏胃微弱曰平，弱多胃少曰脾病，但代无胃曰死。""秋胃微毛曰平，毛多胃少曰肺病，但毛无胃曰死。""冬胃微石曰平，石多胃少曰肾病，但石无胃曰死。"大体的意思为春天脉象稍微弦一点，说明这个人没有病，如果秋天摸到病人脉象稍弦，可以推测春天这个人可能会感觉不舒服，因为春天的天象会使弦脉加重。无论什么时候只要能明显摸到弦脉，都说明这个病人当下就处于肝病的象，为郁郁欲发之象，《内经》形容这种脉为"盈实而滑，如循长竿"。如果脉象弦硬而有力，没有一点柔和之象，说明病人当下处于肝死象，不管哪个季节摸到，逢春病情会加重或逢春会发病，到秋天便死。《内经》形容这种脉为"急益劲，如新张弓弦"。时处夏天，脉象微钩为正常，任何时候能明显摸到钩脉，"喘喘连属，其中微曲"，都说明病人当下处于心病象，如果脉象钩到过极，无一点柔和之象，"前曲后居，如操带钩"，说明病人当下处于心死象，活不过夏天。时处长夏，脉象微弱为正常，任何时候能明显摸到弱脉，"实而盈数，如鸡举足"，说明病人当下处于脾病象，如果脉象代到过极，无一点柔和之象，"锐坚如乌之喙，如鸟之距，如屋之漏，如水之流"，说明病人当下处于脾死象，长夏病情会加重，活不过冬天。时处秋天脉象微毛为正常，任何时候能明显摸到毛脉，"不上不下，如循鸡羽"，说明病人当下处于肺病象，如果脉象毛到过极，无一点柔和之象，"如物之浮，如风吹毛"，说明病人当下处于肺死象，入秋病情会加重，活不过夏天。时处冬天，脉象微石为正常，任何时候能明显摸到石脉，"如引葛，按之益坚"，说明病人当下处于肾病象，如果脉象石到过极，无一点柔和之象，"发如夺索，辟辟如弹石"，说明病人当下处于肾死象，入冬病情会加重，活不过长夏。对五脏的死脉，后世很多医家用了不同的词来形容这种感觉，其所要表达的象是一样的。如后世说肝死脉，多形容"如按钢刀"，弦硬到像摸到钢刀上的感觉；说肺死脉，多形容"如虾游"，像摸到水中游动的虾一样，只能轻轻摸到一丝脉，一往下按就没脉了等，临证时要仔细体会这五种感觉。我于临床验证只要摸到没有胃气的脉象，多为癌症晚期、心衰、高血压危象等，一般我都会嘱咐病人家属说该病人某一季节会有一个坎，如果能活过这一季节病人就很有希望多活很长时间。以我的观察，大部分没有胃气的病人如果不被误治，会正好死于通过脉诊预知的季节，如果被误治往往还活不到那一季节，脉诊经临床验证准确性极高。还有一些病人脉象已经出现没有胃气的象，但病人没有任何不适，或虽有不适但西医没查出有大病，我都会嘱咐病人家属说某一季节一定要注意，看护好病人，有任何不适马上去大医院，很多病人都会在预知发病的季节忽然中风，或忽然心梗，或忽然发现有恶性病等，病情多数很重。对很多长期卧床的病人，也可以判断死期，准确性很高。

从症状上看，大部分出现死脉的病人，多同时会出现《灵枢经·终始》篇所描述的各经死症，只要有了死脉，再出现死症，病人多已病入膏肓，针、石、毒药多不能及，唯有叮嘱病人多静心调养，或许还有一线生机。很多病人有明显的死症，却没有死脉，往往与西医的治疗有关。病人一旦服用大量激素或镇痛类药物，脉诊就不准确了，病人或许症状会短时间好一些，只要状态没改变，亦难逃一死。

总之，判断人的生死还是要看状态，假设"五"为最平衡的状态，那从一到九就是不同的病态，小于一或大于九就是没有胃气的死的状态。

现在很多病人没有任何不适，定期查体查出癌症，之后很快就去世了。我个人观点认为这个人的死不是气绝而死，而是神绝。引起一个人死亡的因素很多，久病重病引起死亡的主要原因是气的阴阳离决，除了这个原因外还有如外伤、中毒等导致的形体绝而死，还有用自己的精神杀死自己的神绝等。精神的力量可以影响气的运行，一旦人长时间处于恐惧的精神状态（恐属水，恐会使气大量流失），很快就会到少阴病的危重状态。我曾治好过多例这种病人，前提都是病人自己不知情，这里我不是鼓吹自己能治好癌症，真正的恶性肿瘤晚期我也治过多例，多数都没有胃气，尤其是放化疗之后的晚期癌症病人，脉象更是差，大多只能告诉病人家属该病人的期限，我也束手无策。但是很多人查体查出的癌细胞，中医无论从哪一方面看都不是死症，我们可以试着治疗，先宽病人心，再慢慢辨证调理。我曾经在临床治疗的病人有的癌细胞会消失，有的仍会有癌细胞，但没有任何不适症状，脉象也平稳，这些病人可以长时间高质量地活着。但大部分晚期病人，脉象非常差，提高生存质量，顾护正气是治疗的首选。

不管什么疾病都有其规律，顺应人体的规律去治病，不是医生治好了癌症，而是人体自我本就有自愈的机制，医生只是顺势而为罢了。扁鹊入虢之诊，救虢太子于死厥，人人都说扁鹊能够起死回生，而扁鹊是明白的，他知道不是神奇的治法活了死人，而只是顺应人体的规律治好了虢太子。再高明的医生也都只是顺应规律让人恢复健康，绝对不能违背规律，使一个真正的死人活过来。故扁鹊说："越人非能生死人也，此自当生者，越人能使之起耳。"

方不贵大而贵偏

方与圆相对，古人说"天道曰圆，地道曰方"（《淮南子·天文训》），这是指天道运行春夏秋冬，四时周而复始，为圆；地道东南西北，静而不动，曰方。医生将一些药放在一起治病，这些药曰"方"，就是说医生的药一定不能成为圆，补五脏的药一起上，那这一堆药就没有方向了，就不能称得上"药方"。处方必须要在法的指导下有明确的方向，而张仲景《伤寒论》之所以能成为方书之祖，就是因为他的每个方都有明确的方向，一点都不圆。应用张仲景的方剂，加减一定要谨慎。以桂枝汤类方为例，桂枝汤的方向与桂枝加芍药汤药味相同但方向截然相反，一个能解表并实表，一个能引气入里，只是调整一下方药之间的比例，就可以改变方的方向。同样的温化水饮，茯苓桂枝白术甘草汤、茯苓桂枝甘草大枣汤、茯苓甘草汤之间虽然大方向相同，但是由于一两味药的差异，使得每个方都偏向不同，作用也就不同。同样的下法，三承气汤亦是以微小的药物变化而改变整个方剂的方向。张仲景能准确地把握住一个人的气机偏差，用几味药按一定的比例配伍成一张可以纠正气机的方子，方向非常明晰。但是如果我们自作主张，在方子上乱动手脚，就很容易打乱方剂的方向。任何的加减都会改变方子的方向，但大部分中医生已经不知道自己是在开方，而是头痛开头痛药、脾虚开补脾药，一堆药如果没有方向，就如同乌合之众，虽多能有何用？

有人说承气汤方虽好，但没有照顾脾胃；或说小青龙汤方虽好，但易化燥伤津；或说小柴胡汤方虽好，但升举太过等，于是擅自加减，自以为聪明。我认为这些在方药上指手画脚的医生皆是连最起码的什么是"方"都不懂，根本不知道方必须以"偏"才可以治病，也不明白处方之关键在配伍。如果在承气汤上加补脾胃的药，小青龙汤加润燥药，小柴胡汤加降气药，那这个方的"偏"就彻底变了，甚至成了平和的一锅粥。老虎之所以凶猛，就是依靠其尖锐的牙齿、锋利的爪子，如果掰掉虎牙、拔下虎爪，那还不如直接养猫算了。用方亦是如此，用一堆药制住方的偏性，使得承气汤不下、小青龙汤不温化，那这个处方怎么会管用？古人言"方药不传之秘在量上"，所言非虚，方就是靠不同药、不同量的配比产生往一个方向的偏，中药容易掌握，而把握处方方向的本领不易学到。欲以经方临床，就需要对每一个方的方向有明确的把握，对方药加减引起方向的微细变化亦要详细掌握，如此才可临床，否则杀人如挺刃。

我刚上临床时，喜欢在经方的基础上配伍一些特效药，如用小柴胡汤治疗失眠就加点酸枣仁、夜交藤等，治疗胃酸多就加些黄连、瓦楞子等。用了一段时间，开始疗效还不错，我也得出了一些经验，但后来越用效果越不好。有些病人吃完加过药的经方后说疗效不好，于是我改用原方后疗效就很好了。后来经过临床验证，我越来越确定原方的效果优于乱加减，这时我才真正明白方的治病原理。于是我就老老实实临摹张仲景的处方，加减亦按张仲景的要求，慢慢有了稳定的疗效和稳定的病人群，对每一个方的治疗方向也越来越清晰，用药也越来越少，疗效却越来越好。有很多经方，我一开始把握不住方向，就先把症状背下来，一点点的实践，如此三年，张仲景百余方几乎用遍，对方与方微小的差别也有所体会，现在才敢放手依法组方，亦取得不错的效果。

简单实用的八纲辨证

无论是六经辨证还是五脏辨证、八纲辨证，都是一样的，本无哪种辨证方式高人一筹，没有说哪种辨证方式更高明，有的只有使用者的差异，殊途同归，所指向的都是共同的道。下面我就开始说说真正的八纲辨证，在说之前还是要请读者先忘掉你所掌握的旧八纲的思维。

八纲辨证即阴阳、表里、寒热、虚实八纲，其中以阴阳为第一，但是后人理解的八纲阳成为表、热、实的代名词，阴阳的大纲早已丢失，下面先说阴阳。

寸尺辨阴阳。先通过寸脉和尺脉对比，分出病人的阴阳。寸为阳，尺为阴，大法"阳盛阴虚，汗之则死，下之则愈。阳虚阴盛，汗之则愈，下之则死"。阳盛阴虚，就是寸脉实大而尺脉小，不能发汗，需用下法，此时气都溢于表，治疗要使气向下向内走，不能让气向外走。具体选用何种下法得根据整体脉、寸脉、关脉、尺脉等情况而定，如果尺脉虚就只能用使气微向下走的方法，如果关尺脉很结实，就需要苦寒直折清下。这种状态如果用六经辨证，即是阳明或太阴病，阳明病的治疗大法为下法，太阴病的治疗大法为不下而下，两者一致。阳虚阴盛，就是寸脉小而尺脉实大，不能用下法，需用汗法，此时气郁于里，治疗要使气向外走，不能让气向下走。具体选用何种汗法要根据整体脉、寸脉、关脉、尺脉等情况而定，如果寸脉很沉而关尺脉很结实，就需用辛温走窜通开，如果尺脉虚则不能硬通，如果寸脉稍沉则可慢慢辛温通开，治法需依病人状态而定。这种状态如果用六经辨证，即是少阴病、厥阴病、少阳病或太阳病，这些病的治法都是使气向外走，有的用疏里，有的疏表，有的温，有的散，具体该如何让气向外走还是要看整体。掌握此治疗大法，该下该汗就有了明确的指标，不会因方向上的误治而加重病情。所谓"辛甘化阳"，寸脉候阳气，辛味药与甘味药合用，辛则使气趋于向外，甘则缓，气向外走，又不使汗出，就可以使寸脉变实大，但是过用辛味则耗气而使寸脉虚，所以必须辛甘合用方能化阳。所谓"酸甘化阴""苦甘化阴"，尺脉候阴气，酸苦都能使气向内，与甘缓相配，则气既向内走而又不致泻下，就可以使尺脉变实大，但过用苦味则易泻下，反倒会使尺脉变虚，所以必须酸甘或苦甘合用方能化阴。

浮沉辨表里，迟数辨寒热，举按辨虚实。只要认真学习了张仲景的六经辨证，这些大纲就很容易明白。所谓"浮沉辨表里"，就是通过脉位的浮与沉判断病变的表里，如果在表就选一些枝叶类的药，如果在里就选一些根茎类的药。"迟数辨寒热"，就是通过脉象的数与迟判断出病人是寒证还是热证，但具体用药不能简单地以热治寒、以寒治热，还需根据具体病人虚实状态而定，有时需热因热用、寒因寒用。通过脉搏的有力无力判断病人的虚实，虚则补，实则泻，补则适当多用甘缓之药，泻则使气动而少甘缓之药。其实只要通过张仲景六经辨证而通达医道，就可一通百通，无论什么辨证都可一学便通。

理法方药一以贯之

中医理论是天人相应的理论。在天，通过太阳的南来北往，对大地之气的出入产生影响，产生了春夏秋冬四象；在南来北往的极限，产生了特殊的三伏天与三九天两象，天地间便有了少阳、太阳、少阴、太阴、阳明、厥阴六种大象。在人，活着就要通过呼吸不停地与外界进行气的交换，外感六淫、内伤七情、饮食劳倦等因素都会影响人体气的运行，气的运行异常便会产生少阳、太阳、少阴、太阴、阳明、厥阴六经病象。医生必须处于阴阳平和的不病象，形体不病，心亦不病，通晓阴阳逆从之理，熟知四诊，以察病人之偏。明察病人的状态后，就要根据具体病情立一个能够使病人恢复阴阳匀平的法，大的立法为太阳阳盛泻阳；太阴阴盛泻阴；少阴阳虚补阳；少阳阴虚益阴；阳明两阳合明泻阴泻阳；厥阴两阴交尽益阴补阳。在大法的指导下还要更进一步细分法度，法度不厌其细。有了法度之后，在法度的指导下，选一个偏向一定方向的方剂，该方剂不必拘泥于经方，但医者必须要对该方剂的方向有明确的把握。选择好方剂后，再根据病人的具体情况，在药上做适当的加减，以修正到刚刚好的地步。万丈高楼平地起，学中医一定要先按部就班地学习与应用，打基础的时间不厌其长，一定要待基础非常牢固，理法方药已彻底融入自心之后，方可随意变化，而不离法度。

以指指月，指非月

现在的资讯非常发达，这给我们学习经典带来了前所未有的方便，我们可以请到文字学、历史学、哲学等各科的老师帮忙解答各种疑惑，扩展自己的知识。但同时，资讯的泛滥也给学习经典带来了很大挑战，那些诱惑性强的资讯很容易将一个人"传染"得浮躁，尤其是网络与电视包装了大量的"大师"，他们每一个都被包装成传奇人物，网络上充斥着大量疗效惊人的"大师"，还有很多学派不停地宣扬他们的疗效有多好，在这种大环境下，能够不受外界诱惑只静心读经典是非常困难的。直到现在，还会有朋友向我推荐身怀绝技的"大师"，告诉我不要只关在屋里看古书。我也曾拜访过很多"大师"，对"大师"们的水平我始终持保留意见。我建议各位读者不要对"大师"抱有太大的幻想，要静下心来向真正的明师黄帝、张仲景学习。

大部分人所描绘的大师，不外乎是掌握某种或几种绝技，大师用该绝技在治疗某一种病或几种病有神奇效果；或者大师的诊断、治疗方式与凡医不同。这些所谓的绝技在古代都称之为"巧"。巧有两种，一种是小巧，一种是大巧。现在很多名医都以小巧四处炫耀，所谓小巧就是一种小诀窍，这个小诀窍别人不知道，简单易学，一用就灵，这种小技巧网上到处都有，一针速治某病，特效方治某病，某法速查某病，攻克癌症奇方，等等，很多甚至被赋予了传奇色彩。这些小技巧以我的临床经验来看都是只有部分有效或者根本无效，除了治疗烫伤、骨折等病因较单一的特效方，其余方子的有效率能够达到六成的都很少。这些小技巧掌握得越多人越浮躁。大巧若拙，所谓大巧，就是通过扎实的基本功，安稳地辨证论治，以达到较高的有效率和治愈率，这是不求奇而奇自至。

不仅中医，各行各业都有大巧与小巧。如书法界，现在有很多人通过各种不同的写法或字体来炫耀自己，而真正的书法高手是一个字一个字的临帖，将书法的法度融入身体，不求奇而每个字都放光彩。武术上有很多人通过各种一招制胜术、各种擒拿术等小技巧炫耀自己的功夫，而这种功夫古人称为花拳绣腿，只有在对手按照自己设定的规则技击时才偶可获胜，真正的高手是通过扎实的桩功或对某一动作百千万次的重复，以达到举手投足皆是功夫的境界，如此临敌方能以不变应万变，没有奇招而制胜。

不管哪个行业，如果有人在你面前炫耀其所掌握的小巧，我们就很清楚此人水平一定不高，即使拜他为师也不会传授这些技巧的真正本质及用法，因为这种小技巧是师父炫耀或谋生的手段，往往徒弟学会了就饿死师父。如果有人从来不提技巧，甚至不知道自己有技巧，而所展示的处处都很像有技巧，那他是真正的高手。但这种靠扎实的基本功所展现的技巧，他又没有方法传授于你，最多只能带着你看一看，告诉你路该怎么走，并告诉你他的一些经验，需要的是你自己扎实的练功。只有什么都没给你，却让你进步的老师才可以真正称得上是师父（Master）。

如果大家想从我这里得到快速治病的诀窍，很抱歉，我以前记忆的大量技巧都在学习经典的时候忘记了。大家千万不要将书中介绍的人迎气口脉法等当成一个小巧来学习，认为只要掌握了这个小巧就可以摇身成为神医。我指导过很多师弟师妹，每个师弟师妹都知道人迎气口诊法的详细操作流程，但是很多人疗效并不高，他们将这套脉法定义为王伟的脉法，认为这套脉法有缺陷或不好用。相反有很多师弟师妹本来就已经具备扎实的经典基本功，在掌握了这套脉法后，能深切体会到脉法的真正内涵，并继续深入学习经典，用经典的思维看病，疗效上取得了质的飞跃，成为小有名气的中医。

以手指月，是告诉大家顺着手的方向可以看到月亮，如果大家一直盯着指看，那永远也看不到月亮。我写书的目的是为了引领大家学习经典，掌握经典所阐述的天地之道，如果大家看完这本书后认为经典就是我说的样子，那就错了，我只是指出经典的方向，大家还要静心一遍一遍地读经典，让经典思维融入到日常看病，甚至生活中，而不是只掌握一个看病的小技巧。

同学提问

问：您讲的六经传变顺序我们第一次听说，我们一直认为伤寒的传变为太阳传阳明、阳明再传少阳，而您却认为太阳传阳明，如果传不到阳明就会太阳传少阳。有没有可能是阳明传少阳这种传法？

答：读经典，如果不放下自己的知识，就会想当然地按照自己的想法来理解经典，最后甚至为了让经典能够被说通，不惜扭曲经典，甚至扭曲到已经脱离临床的地步。

从临床来看，我经常见到的病人发病过程为第一天怕冷、全身疼，为太阳病，没有得到治疗或误治之后第二天就高热、口渴、汗多、不怕冷，这说明太阳病传到阳明病。很少看到病人第二天高热、口渴，到了第三天就变成往来寒热、口苦等症状。反倒是很多病人第一天感冒全身怕冷等，过了两三天就出现没有胃口、往来寒热等症状，这说明太阳不治传到少阳。从阳明传到少阳偶尔或有，病情自然发展而来的很少，被多次误治或可遇到。

因此我个人观点还是伤寒一日太阳，大约二日太阳传阳明，大约三日太阳未传阳明就很有可能传少阳。

问：师兄平日处方，方药总体剂量不足 50 克，像师兄开桂枝汤，桂枝仅用 9 克左右，现存文献资料看张仲景用方剂量非常大，桂枝汤中桂枝用量要在 45 克左右，您能说说关于方药的剂量问题吗？

答：张仲景开方剂量确实大，这也正是我们远不及他的原因。我刚开始开经方原方的时候，最大的感触就是经方太难驾驭，后世方剂即使辨证错误，处方之后病人的不适反应也不是很剧烈，更多的是服药无效的反馈。但是经方原则不同，一旦辨证错误，处方方向有偏差，病人立刻就很难受，当然如果辨证正确病人好起来也很快，甚至个别病案会夸张到覆杯而愈。

我至今仍畏惧于经方的威力，因此辨证非常谨慎，用药剂量也不敢过大，生怕一不小心辨证有偏差把病人治到绝处。千万不要小瞧桂枝汤的效力，"桂枝下咽，阳盛即毙"，此言不虚，桂枝汤原方剂量用于阳盛病人，九死一生。以我现在的知识勉强来看看张仲景所到达的境界，还原一下张仲景坐堂的场景：假设来一个适合桂枝汤治疗的病人，张仲景通过多种手段，望诊、问诊、切诊等准确判断出病人精确的状态，并很确信病人就是处于这种状态，张仲景便处方桂枝汤，桂枝三两、芍药三两、炙甘草二两、生姜三两、大枣十二枚，一两约合现在15克，一剂，告诉病人吃完药后要注意什么，禁忌吃什么食物，这一剂药服完之后大约什么时辰会有什么反应（如"夜半手足当温，两脚当伸"等），之后病就会好了，好了之后注意什么，等等，如果还剩下一点点小症状不要紧，只要将禁忌注意好，十二日就会彻底好了（"风家，表解而不了了者，十二日愈"）。病人服药后的反应与医生所言一致，在病人眼里这个医生就是神，因此张仲景被民间神话化了。

我们可以看出，张仲景开方大有两个前提：第一个前提是辨证绝对精准，立法处方绝对切合病机；第二个前提是无论任何病、无论任何人只开一剂药，病人服用完这一剂药之后整个状态就会改变，甚至一剂药未吃完状态已经改变了，只要状态改变，马上停药，同时注意把致病因素去掉，并严格地遵守禁忌，病就会好。如果病未好可再辨证处一剂药，或用些丸散药服用几日。如果我们能具备张仲景这样扎实的基本功，亦可模仿他一样开大方，并只开一剂药，但我自知离这个目标还相差很远，人命至贵，不可儿戏，故而在不改法的情况下改小剂量，疗效虽稍慢，但比较安全。再者我们用药时更多地还要考虑病人的体质，服用桂枝汤要求达到的效果是"遍身微似有汗"，用9克左右的桂枝就足可以达到这个效果，我们不能拿病人的生命冒险以自夸，为了安全我建议处方一定要谨慎，不可过大剂量。

问：师兄说受寒是人体气处于拘紧状态，临床中有很多伏邪如何解释，有很多妇女在坐月子时受寒，过了若干年之后得病，这些寒都怎么解释？如何诊治？

答：西医经常嘲讽中国人坐月子，认为很不科学，西方产妇不仅不坐月子，反而主张产后冷水淋浴洗澡，根据临床观察有利于子宫收缩，而且西方并未发现月子病。中国人则恰恰相反，避风避寒的最后还得月子病。

这些病《内经》称为"奇邪离经"，不在经病而是络脉病，络脉病或不表现出脉象变化，或脉象特点为脉代而钩（此代非后世所言脉来时一止的代脉），根据络病的位置、深浅，临床针灸选用《素问·缪刺论》的针法或针刺络穴等。下面简单说一下这一系列的病。

如果把经脉病比喻成主人病，那络脉病就可以说是客病。络脉病有浮络病、两经之间的络脉病、五脏之间的络脉病。浮络病为外伤或身体局部受邪，使得身体局部发生气血运行异常，而未产生整体阴阳的倾移，此时治疗不需全身给药，只需局部药熨，或局部用针灸通经络、缪刺等方法即可治好。如果长时间浮络局部的气血没有修复正常，也会进一步发展影响人体阴阳的变化，此时需观其脉证治疗。西方产妇冷水淋浴不会受寒，因为冷水淋浴使全身汗孔都收缩，全身都拘紧，冷水浴后温覆解开拘紧便不会受寒。中国产妇全身温覆，全身汗孔张开，此时局部受冷，很容易影响局部气血运行，而使局部络脉不通，局部与全身不和谐就会产生病痛，久之亦可因局部问题影响全身气血。类似月子病的浮络病临床较多，治疗需根据具体病情，以及是否影响到整体气血变化等，随证治疗。

客于经脉之间的络脉病，其病因与六经病不同。人体所得六经病的因素为外感六淫、内伤七情、饮食劳倦，但这种络脉病不是这三种因素引起的，外感不是六淫，而是四时不正之气、疫疠之气，此气从口鼻而入，如前一段时间的雾霾天气，很多人就因呼吸这种有毒气体而得病。内伤亦不是七情，而是一种心理障碍，这种障碍古人多说中邪或与鬼神有关。饮食劳倦也不是因为五味之一过食，而是因为食用有毒食物，劳倦亦非过度工作，而是外伤引起体内瘀血，其他如虫蛇咬伤等等。类似的这些邪气所引起的病都属客于经脉之间的络脉病。如果这些疾病不及时治疗，继续发展就会客于五脏之间的络脉，而形成瘕积聚等。这些络病没有四时规律，不是四时六经病。这些疾病的法象为月，六经病为太阳与地球作用引起，取象比类亦以四时，而络脉病以月亮的圆缺取象比类，针刺数亦法月之圆缺，用药亦是如此。后世将概念混淆了，将这些络脉病或归于奇经八脉，或归于伏邪，或归于内风等，多是只知用而不明理。

问：师兄说太阳病宜发汗，阳明病宜下，有没有病可以表里双解，既发汗又用下法？后世很多知名医家都是解表与清里同用。

答：在金元之前大部分的解表清里同用的方剂剂型为散剂，散剂与汤剂治病原理不同。汤剂是将几种不同性味的药放在一起，通过一段时间的煎煮，形成一个中和的气味。如果汤剂中气味相差较大，需要增加煎煮时间，或者去渣再煎，如半夏泻心汤、柴胡汤等。汤者，荡也，几味药融合成的一团气，能量巨大，最大特点就是荡涤，汤剂如果没有了荡涤之功就不是好汤剂，因此汤剂也不宜长久服用。在汤剂的药物中，配伍的比例就是调整方剂方向的关键，不同的比例就会彰显不同的功效。散剂是将几种不同性味的中药磨粉后放在一起，由于没有煎煮或只是轻轻煎煮，因此散剂所形成的并不是融合的气味，而是每味药各走各的。散者散也，各药没有融合在一起，就如同散兵，有去攻表，有去攻里，互不相干，因此散剂服用时间可以长于汤剂，而且可以居家常备。由于很多散剂为常备药，针对性就不是很强，药味也就杂了一些。

下面我们再来看看大部分表里双解的名方，凉膈散、防风通圣散、五积散等等，这种解表清里的配法只适用于散剂，活用这些散剂，亦可有效指导临床。后世将大柴胡汤、葛根芩连汤理解为表里双解的方剂，是以药测证的结果，这些方剂都有专门的指向，并非一边解表一边清里。可惜到了后世，立方法度已失，便将表里双解的散剂改变成汤剂，将温病学派的常用散剂，改成了清下的汤剂，甚至加大剂量，造成大量的误治、逆治。

问：张仲景有大承气汤、小承气汤、调胃承气汤，三个同为下法的方剂有什么区别？

答：张仲景有很多类似的方剂，药味只有微小的差异，我们要仔细研读这些方剂对应的条文所要表达的人体的状态，并分析这些按比例配伍成的药对人体气机的调整，分出差异，临床才能得心应手。三承气汤虽都为下法，大承气汤、小承气汤为苦下之法，调胃承气汤为苦甘下法。甘则缓，因此调胃承气汤下之力很弱，同时由于缓，所以时间持久，可以使气长时间缓慢地向内向下行，这样气就可以长时间的滋养胃，缓解胃燥，故名为调胃承气汤，主要作用为通过下而调胃。后世的增液承气汤与调胃承气汤立法相同，都是苦甘下法，只是解释得稍微复杂一些。大承气汤力竣势急，下气下实，由于没有甘缓药，所以一下便止，用大承气汤使病人泻下，无论病人泻下量多大，药力一过，很快自止，甚至有可能会在下之后便秘一段时间。也正因为大承气汤力竣而不持久，因此不管哪一经病如果出现气大量快速外耗，都可以用一剂大承气汤先承住外耗之气，急下存阴，有了气才有生机。少阴病出现急下证只能用大承气汤急下，而且一定不能在大承气汤的加减中佐入甘味药，大承气汤一旦缓和，作用持久，少阴病人用之定会治逆。小承气汤力小势急，下气为主，所以张仲景用之或下气，微和胃气，或作为试探是否可用下法的方剂，由于力小而且药效时间较短，因此只要不是大病，用错了也可以补救。简言之，大承气汤力竣势急，小承气汤力小势急，调胃承气汤力竣势缓。

问：中医处方，是否要让病人禁房事，房事是否会影响药效？

答：这是个敏感的话题，牵扯到伦理学、医学等多种因素，单从医学上讲就有截然相反的观点。西方医学通过对精液的成分研究发现，男人房事射精只是损失一些蛋白质，这种损失的蛋白质数量用一个鸡蛋就足以补充，因此现在很多西方人对房事无所顾忌，并且有观点认为人的很多心理疾病的原始诱因为性压抑，一定要解放性，不要压抑，要想尽一切的花样纵欲。中国医学虽然早在汉代就有了丰富的性爱方面的医学资料，但因受到儒家思想的影响，没有流传下来，尤其是宋代之后理学认为"存天理，灭人欲"，将房事看成非常有伤天理的事，女子以严守贞洁为楷模。很多医家也提出"服药千裹，不如独卧"，认为男人射出来的精液是人体的肾精，人的肾精有限，房事多了就会折寿，"夫妻隔床，寿命必长"。对肾精的珍惜或有言"十滴髓生一滴血，十滴血生一滴精"，一旦房事过程男人射精，会大伤男人元气，甚至很多医生开药的时候要求病人长时间不能过性生活。

以上两种观点我都不赞同。

　　首先说房事伤元气的理论，中医有很多类似理论并不是从临床中提出来的，而是以个人的主观思想过分推演《内经》得出的。《内经》只提到欲望要节制，就是不要太过，并没有说要禁欲。从结果而言，西方人纵欲，平均房事次数远在中国人之上，西方人的平均寿命却长于中国人，虽然这里有医疗、经济等因素，但最起码可以说明房事在人的寿命上没有太大的影响，房事也不会耗元气。如果心理不能放下欲望，却要强行禁欲，很容易得心理疾病，我曾看过一些常年吃补药并禁欲的病人和主张禁欲的宗教人士，很多都有严重的心理疾病，非常压抑。其实最可笑的还是一边吃附子等壮阳药一边让病人禁欲，这对病人绝对是严重的身心折磨，凡人怎么可能禁得住？如果一个人跟你说他能做到一边吃伟哥一边禁欲，那我肯定这个人心理相当畸形了。再说说纵欲的观点，西方纵欲虽为释放人被压抑的性欲，但我们看看西方世界就知道了，这种欲望释放出来却不加制约，整个社会充满暴力，充满厮杀般的竞争，弱肉强食，失去和谐。因此性欲不能完全放任，需加上适当的束缚，弛张有度。

　　其次，通过对精液化学研究判断房事对人体没有损伤也是不正确的。因为临床确实可以见到很多疾病都是因放纵性欲而引起的，尤其有很多醉以入房或服壮阳药入房的病人。这说明人体在房事过程中不仅仅损失了精液，还会损耗一部分气，气会随血或精而脱，但是做个剧烈运动也会耗掉一部分气，只要气够用，并且有充足的时间休养以充分恢复气，并补充上蛋白质，我认为普通人的适度房事不会有太大的损伤。如果是修行中人，内心清净，或者本身想要做超人等，该禁欲还是纵欲我就没办法指导了。对于房事我的观点是需节制但不能禁，当然如果极虚之人则需要禁一段时间。

第五章
———
《神农本草经》药物谈

前几章讲了《黄帝内经》所言的天地之理，学习了将天地之理应用到治病上所推演出来的法，并学习了在严格的法度下如何选用经方，下面就要学习临床看病需要的最后一个环节——药，如此便可理、法、方、药一线贯穿。言药的经典是《神农本草经》（以下简称《本经》），在学习这部经典之前，大家还是要像学习其他经典一样，先清空自己，忘掉药物的功效、归经等，让经典智慧顺利畅游于身体。

中药治病之理——以偏纠偏

如果学习张仲景所用的经方，就必须以张仲景的思维来看待药物的功效。现在对张仲景用药的争议很多，我认为争议的重点偏了。有人认为张仲景用当归活肝血，有人认为当归活心血；有人认为柴胡升，有人认为柴胡降；有人认为桂枝通心阳，有人认为桂枝通卫阳。这些人各说各的理，争得面红耳赤。我认为不应该关心某味药的功效，也不应该关心某味药治疗某病会带来什么神奇的效果，更不应该关心某味药的归经，我所关心的是每味药的气与味的偏性。

中药不同于西药。西药是先有了某种病，而后针对该病研制开发一种专门治疗的药物，于是我们就说某药是治疗某病的。而中药的发明机理与西药完全不同。世界上的所有中药都是先于人类疾病而存在的，即任何一种中药都不是为了治疗某病而产生的。在人类之前本来就有各种植物、动物、矿物质，古人认为这些都是天地赐予人类最伟大的财富，它们因吸收天地能量的不同，产生各自的气味，这些不同的气味被中国古人觉察，并用来调整人体，于是这些动植物、矿物便成了老祖宗神奇的药。

因此我们对中药的认识不能只停留在某药治疗某病的思路上。如果说某药治疗某病那是对药物的理解不够全面，况且某药对某病的治疗未必能都有效。中药的治病机理不是杀病毒、抗细菌，亦不是止头疼、安神、补气等，而是通过药物气味之偏来调整人体的气机。在古人的思维里认为中药治病的机理为"以偏纠偏"，因此在整本《黄帝内经》中很少出现某药治某病的记载，却大量记载了不同气味的药物对人体气机的调动，"有辛酸甘苦咸，各有所利，或散或收，或缓或急，或坚或耎，四时五脏，病随五味所宜也。"（《素问·脏气法时论》）对各种药物气味记载最全面也最准确的就是《神农本草经》了。后世本草书将重点都放在了药物的功效上，而对药物气味的认识是通过药物的功效反推得到的，有的甚至为了迎合功效而强加药物气味，导致一"味"药出现多个味。由于不同医家运用药物治病得到的经验不同，因此对药物气味的理解也产生了很多分歧。而《本经》对药物的记载首先是明确的单一气味，然后是一些模棱的药物功效，尤为重要的是，《本经》对药物气味的记载都是源自药物本身散发出来的气与味，而非推演，所以《本经》记载的是最真实的中药，我们需细细体会。

《神农本草经》难懂之谜

看过《本经》的人难免会对其内容产生怀疑，或者根本读不懂，因为《本经》里记载了大量药物服用可以达到"久服神仙不死""久服耐寒暑不饥，轻身飞行千里神仙"的功效，这些内容夸张而不真实，而且对药物作用的记载很含糊，看完之后也不知道这味药到底有什么作用，不能指导临床。其实之所以会产生这些疑问，还是因为没有回归到古人的思维，并且不习惯古人的叙事风格。打个比方，班里有 365 个同学，我要把班里所有同学的性格描述一遍，并且要突出每一位同学独一无二的性格特征，这么多同学的性格用语言本来就很难描述，所以在描述时为了突出其性格所用的语言就必须适当夸张，如描述某同学很爱学习，就可以说他不分昼夜地学习，实际上他再努力学习也达不到不分昼夜的程度，但是为了区别于其他同学，并体现出他好学习的性格，只能如此描述。如果我们说某一同学性子慢，可以说此人火上房了都不着急，他性子再慢家里着火也不会不急。同样，对于中药功效的描述也是同理，我们说某味药动性较大，能使气动得比较快，加速体内代谢能使人感觉轻身有力，就可以夸张地说此药轻身令人行于水上，虽然无论怎么轻身，人的比重也会比水大，不可能在水上面行走，这些描述只是为了让我们掌握药物的具体应用而故意夸张修饰，我们不能因为描述的夸张就否认《本经》的价值。我看到很多同学死记硬背《本经》，劝他们停下来都劝不住，古人写书不是让我们背诵的，而是让我们明理后去应用，当然如果是为了更好地应用背诵也是可以的，但不能只背诵而不懂应用，如此则本末倒置。

正确地学习《本经》的方法是先熟练掌握每味药的气与味，及其为上、中、下三品中的哪一品，通过这些先对药物的作用有一个总体认识，最起码在临床选药时可以大方向不错。然后再读药物主治，详细清楚地认识每一味药对人体气机的具体调整方式，只有掌握了药物气味的大方向，具体的小方向才有可能用对，这样每味药的大方向及同一个大方向下不同药物小方向的异同就会了解得很清晰，临床用药才会精准，药少而力宏。
但是大部分人只知道酸枣仁、远志、柏子仁安神，却不
知道药的大方向，因此选安神药则或效或不效，最后无
奈只能一起上，方既大又不好使。如果我们很清楚每一
味药的大小方向，只用几味药，就会产生很好的治疗
效果。

读《神农本草经》的方法

《本经》记载的本草生长于天地间，如果我们不能
够将自己融入天地间，只是在屋子里抱着书死读是徒劳
的。《本经》是带领我们去体会天地间神奇的动植物和
矿物，需要我们先到一个空旷的环境，放空自己，让自
己的眉头舒展，不要皱着眉去思考，要放松下来用心去
感受。

首先，我们要尝试感受大地的力量，"地势坤君子
以厚德载物"，感受这种宽厚稳重的踏实感。只要我们
不离开大地，就不会感到匮乏，也就不会感到紧张。现
在的人精神压力很大，有部分原因就是离开了大地母亲
的怀抱，住进了都市的鸽子笼中，而且每天一睁开眼就
要为生存奋斗。现在人的精神疾病与亚健康特别多，原
因是气放松不下来，为什么放松不下来，因为害怕放松

下来就掉到深渊中。人如果居住在土地而非水泥地的自然中，会自然而然地想放松，只要放松下来就会感觉到大地的力量，舒服无比。大家试着放松下来，感受这种踏实的感觉。

感受到大地的坚强，形体放松，气自然沉下来，自然呼吸，感受空气自然地在体内流畅，感受这种天行健君子以自强不息的气，你会得到天地间的智慧，这种智慧是一切经典书籍的源头，也是人类智慧的源头。不同的经典只是从不同的角度阐发了这种智慧，《本经》则以天地间药物为切入点来表达这种智慧。时刻保持着这种放松状态去阅读《本经》，跟随《本经》的作者去探寻我们生活的世界。

《神农本草经》将药物分为三品的道理

《本经》记载药物一共 365 种，以应一岁 365 日之气。药分上、中、下三品，按《本经》记载，上品药主养命；中品药主养性；下品药以治病。

上、中二品药用"养"字，分别养的是人的命和性。在古人的思维里，人是由性和命组成的，性即性格、思想、七情六欲等一切看不见的因素；命即身体、发肤等一切看得见的因素。性与命相比，人的性变化很大，

正似天气健运无常，时常风雨阴晴，用一句诗比喻："人
有悲欢离合，月有阴晴圆缺。"且性看不见亦象天无形，
因此古人认为人的性是吸收天气而来，只要有呼吸，人
就一定有性。命则与性不同，虽然变化，但不像人的情
志一样变化莫测，相对比较稳定，象地，人的身体必须
通过吃大地生长出的万物来充养，若人不吃饭，身体得
不到充养便会消瘦，且人体是看得见的，象地有形。人
身上的气血亦是如此。气无形，变动较大，经常会因
为人的情志活动而发生气的运动变化，"怒则气上，喜
则气缓，悲则气消，恐则气下，寒则气收，炅则气泄，
惊则气乱，劳则气耗，思则气结。"(《素问·举痛论》)
因此古人认为人体的气亦来自于天。血相对于气而言是
有形的，运动规律是很难受人意识改变的，为吸收地气
所得。因此《本经》认为上品药中所含地气较多，偏于
调养人的有形身体，即养命；中品药中所含天气较多，
偏于调养人体气的异常，即养性。上品药多数味较重而
气较轻，气轻则寒热之性偏差较小，其性静；中品药
偏于气较重而味较轻，气大则寒热之性有偏，其性动；
下品药则气味俱重，偏性太大，其性动而剧，甚者偏性
过大则有毒，因此可以用来治病。

　　当然把药物分为上、中、下三品的客观指标还有很
多，气味是其中最重要的一个。对于病较轻的只需用上、

中二品的药物调养一下便可，但对于病较重的则需用下品药物进行治疗。

如何识别上、中、下三品药物

识药与识人的道理是一样的。我们与同学相处久了，自然知道每个同学的性格特点。假如将同学分类，可以认为"上等"同学的特点一般为富有爱心，与之相处感觉放松安心，从他那里能够得到的是鼓励、光明等正能量，生气勃勃。具有这样特点的同学虽然相貌各有差异，但气质上都会有共同点，即堂堂正正，光明磊落，神情自若。而"下等"同学的特点一般比较猥琐，与之相处感觉紧张害怕，从他那里得到的是仇恨、妒忌等负能量，低沉灰暗。具有这样特点的同学虽然相貌各有差异，但气质上都会有共同点，即面目狰狞，獐头鼠目，神态慌张。只要静下心观察，每个同学的心性可悉数洞察，只要能识得一个班里的同学就能识得天下的人。

同样道理，人生活在大自然中，与周围的植物朝夕相处，自然就会知道身边的植物的气味特点。《本经》列举了常见的 365 味药，对每一味药的气味与作用进行了分析，按照《本经》总结的药物特点熟练掌握常用的中药，以此类推，就可以知道全天下的中药。《本经》

言上品药养命，可多服，下品药治病，不可久服，病去即止。如果用相人的方法来认识中药，凡是《本经》列举的上品药都具有"上等"人的特点，下品药都具有"下等"人的特点。下面大体说一说。

凡是上品药，看上去就会心生爱心，就会喜欢，这些药虽然长相各异，但都具有以下特点，即质地柔软细腻，颜色平淡，长相中正，气味柔和。凡是下品药，看上去就会从心里排斥，不愿接近，这些药虽然长相各异，但多具有以下特点，即质地坚硬粗糙，颜色鲜亮或深重，形状多怪异，气味多较重。以矿石类药为例，将玉石与代赭石比较，玉石打碎后颗粒细腻，给人感觉也很柔和，自然是上品；代赭石打碎后颗粒粗糙，给人感觉如同刀剑，自然是下品。草类药的上品如当归、地黄、参、灵芝等，一看就让人心生喜欢，质地细腻，给人感觉柔和，这些药可用于养正；而下品药如大黄、附子、甘遂等，一看就不想亲近，质地坚硬，感觉不温柔，这些药可用于攻邪。介于上品药与下品药之间的便是中品药。上品药的名字听上去多雅致，下品药的名字听上去多不雅。

神农尝百草，就是用最纯净的心去感受身边的世界，从所有植物中挑选出最亲近的五谷、五菜、五果等，教子民种植，久服以养五脏，其余为药，分为上、中、下三等，以纠正人体阴阳气血之偏差。需要说明的是不同版本的《本经》很多药归类不同，不过大体符合以上规律。

不仅药分上下品，医生亦是分上下品，医理亦是分上下品。虽然医生掌握的理论不同，但无论是中医还是西医，是学院培养的还是民间师承的，上品医生都应该望之端正，温良恭俭让。下品医生则言高好胜，让人望而畏惧。医理并不是越玄越不接地气越好，甚至很多玄的医理一学就头疼，凡此皆是邪说。上品医理一定就是老百姓日用而不知的简单的天地真理，经得住细久品味。

古人对中药的认识——通过药物的生长判断药物气味

在中国古人的思维中，天地间任何有生命的动物、植物均是天地二气交感而成，并且天地二气一直滋养着天地间所有的生物。就动物而言，必须通过呼吸来接受天气，通过饮食来接受地气；就植物而言，则需要通过枝叶来吸收天气，通过根来吸收地气。天地二气必须交感万物方能生长繁衍，即天气下降，地气上升，如此周流不息。于人体而言，天地二气升降出入，交流不息则人体无病，若二气不调则生各种病，即出现人体阴阳失和。若二气不交，为阴阳离决，则死矣。于同一株植物而言，地以上的枝叶吸收天气与地以下的根吸收地气相交感则植物生长，故而枝叶与根相比较，枝叶所吸收的天气较多，而根所吸收的地气较多，果实为一株植物的精华，具有繁育后代的重任，因此古人认为果实所含天气与地气都多。

通过植物的取材部位判断植物气味多少仅是一个参考，而古人最原始的认识气味的方法为眼观、鼻闻、口尝、手感。

眼观：天清地浊，凡是天气多的药物颜色比较浅或比较鲜亮，质地比较疏松；凡是地气多的药物颜色比较深或比较暗，质地比较紧实。

鼻闻：主要闻药物的气，用于判断药物天气的多少。每种药都会向空气中散发气，如果很容易就能闻到，说明这个药气较多，如果很难闻到，说明这个药气较少。有些药虽然闻不到气，但是口尝有麻舌感，也说明药的气厚而多。如果闻到的气较清淡，说明这个药气的动性不大，如果气较芳香，或浓烈，或臭晦，或呛鼻，都说明这个药气的动性很大，走窜力强。有很多药虽然闻之气不大，但是服用亦能使人体的气动，也说明天气多、动性大。

口尝：主要尝药物的味，用于判断药物地气的多少。

药物尝到口中不外有酸、苦、甘、辛、咸这几个味，这些味越大，说明药物的地气越多，味越淡，说明地气越少。

手感：天清地浊，凡是天气多的植物，质地都比较轻；凡是地气多的植物，质地都比较重。

关于矿石类药物，古人认为是天地之精所化生，气厚而动性小，味很重，服食可以长生，故而《本经》将很多矿石列为上品。古代有很多道士便常年服食矿石所炼制的丹药，但是常人服食需谨慎。

下面列举几对药，来分析一下药物的气味情况。

黄芪与地黄，药用部位都是植物的根，尝起来都比较甘甜，说明两味药味都较多，地气较多。黄芪比较鲜亮，颜色较淡，质地较疏松，很容易就闻到淡淡的豆腥味，而地黄颜色较暗，质地紧密，较沉重，说明黄芪的天气多而地黄的天气少，同是甘味药，黄芪就要动一些，而地黄就要静一些。

黄柏与厚朴，药用部位都是植物的皮，尝起来味都比较大，说明两味药地气都较多，但不如黄芪、地黄等根类药地气多。厚朴较容易闻到香气，而黄柏香气较少，所以厚朴比黄柏天气稍多。其他种种皆可类推。

古人对药物气味的体会，还通过服用药物后引起的人体内气机的变化而定的。如果服药后，使人体的气向外走，这个药就是辛味药；使人体的气向内走，这个药就是苦味药或酸味药；使人体的气运行变缓，或与别的药合用使别的药气变缓变持久，这个药就是甘味药；能使人体的气运行变快，或与别的药合用使别的药气变快，这个药就是淡味药（《本经》将淡味药归为甘味）。《本经》记载的药物气味最多的为辛、甘、苦三种，酸味与咸味药只有很少几种。辛味与苦味一阳一阴，甘味与淡味为中土，张仲景的方剂大部分都是靠这阴阳与中土的配合，调整人体的气机，有辛甘配伍、苦甘配伍、辛苦甘伍、辛淡配伍、苦淡配伍、辛苦淡配伍、辛甘淡配伍、苦甘淡配伍、辛苦甘淡配伍，用不同的配伍来调整人体阴阳。

认识天地间药物的偏性

天地间的药物之所以能使人体的气产生变化，因为有天地之理蕴含其中。首先是四气——寒、热、温、凉，这四气是由天气决定，主要取决于植物产地的寒温与植物生长的季节。

对药用部位为根、枝、叶或全草而言，植物生长在寒冷的北方，生长环境寒冷，其所采收的天气就偏寒；植物生长于炎热的南方，生长环境温热，其所采收的天气就偏热。植物从生长到采收，主要生长时间偏于夏季，其所采收的天气就偏热；主要生长时间偏于冬季，其所采收的天气就偏寒。

果实则正好相反。成熟果实所含天地之气与当时的气候正好相反，夏天成熟的果实偏寒，冬天成熟的果实偏温。此中自有天地道理，果实的作用有二：一是保护果实内部的种子，以抵御当时天气对种子的损害，天气炎热，果实必须要偏寒凉，维持种子外环境平衡，这样种子才可以安全度过炎热。二是诱惑动物吃掉果实，动物吃掉果实后将种子带到远处，生命得到繁衍。外气炎热，果实若想吸引动物就必须呈寒凉的气，动物为了抵抗炎热便会被果实吸引而吃掉果实。从养生角度讲，确实不宜过食反季节的水果，大自然为我们提供了寒、热、温、凉四季变化，也给了我们中和四气的水果，这就是老百姓日用而不知的天地之道。

下面讲一下五味：凡是气向外散就是辛味，向内聚就是苦味，聚散相对平衡而安静就是甘味。任何植物的生长都遵循生长壮老的规律，就整株植物而言，生与长的过程整体植物为辛味；壮与老的过程整体植物为苦味。这里是就整株植物的全草而言，在生长壮老的过程中植物的局部还会有局部的特性。下面我们用最天真的方法来判断药物的性味，分析药在进入人体后气的运动。这里首先要忘掉以前的经验，它会影响你对药物的全面认识。

先谈种子。种子不仅是一株植物的精华，还是天地的精华。种子的味大体分为甘、辛、苦。凡是植物生长环境良好，质地稍柔软，种子外多有果穗包裹的为甘味。神农尝百草，定出五谷，让民种植以为食，人以五谷为养，五谷的主味皆甘，可养五脏。五谷都有较长的生长周期，收藏为极聚精华的种子。故五谷在《本经》中皆属甘，大方向皆补，只是不同的谷物有微细的差别，大豆质重，在补益的同时偏于补下焦，麦子稍轻，补偏上，有的补而偏黏腻，有的补而偏动，只要静下心来细腻地去感受，都可以察觉到这些差异。

小麦的生长是从一粒小小的种子开始，破土而生，长为一棵麦草，然后气开始收，将天地的精华收到内里，逐渐枝叶枯萎，将全部的精华藏于它的子孙——一串麦穗中。天地无私，麦草长到最壮时差不多有半人多高吧，枯萎只是为收藏到这一穗麦子，每一粒麦子都是天地的精华，大补。五谷是最好的补品，只是百姓日用而不知，人到了虚弱没有胃气的时候，只可用五谷调养，决不可妄补。但是现在人们抛弃最补的五谷不吃，希望从草根树皮中得到补养，可悲！

类似五谷的种子还有很多，如柏子仁、芡实、莲子、薏苡仁等，这些种子类的药可以养胃气，安五脏气，或为君药以补虚，或在攻邪时配伍以安未受邪之地。具体的细微应用，需要大家静下心来体会，于临床中进一步验证。

既然所有的种子都是天地的精华，那为什么还有辛味与苦味呢？这个只要静下心来观察，自然会得到答案。下面我们静下心来更深入地观察一株植物气的聚散过程。首先从植物的枝叶说起。大部分树枝内里的气都是向外扩散的，越靠近树枝的末梢向外扩散的气越强，故大部分树枝都是辛味的，越细而坚韧的枝条辛透力越强。在内里气的推动下树枝向四面八方延展，在末梢气开始蓄积，气蓄积到一定时候树枝上便长出花骨朵，大部分未开放的花内里都蓄积了很强的向外扩张的气，通透性很强。花骨朵在这种类似小炸弹一样辛散的气的推动下盛开，接受阳光的洗礼。植物开花的时候，是它生命最辉煌的时候，不同的植物争先生长，呈现出不同的生命状态，让这个世界充满了五光十色的精彩。天地无私，将阳光、空气、土壤中的养分给了植物，植物在天地的爱护下成长，植物淋漓尽致地彰显自己与众不同的生命状态，毫无保留地呈现于天地之间，这些无私的奉献是构成精彩世界的基础，这是世界最原始的能量状态——爱。花尽情开放后，花瓣开始萎缩，整个植物的气也由向外扩散转为向内收敛，将天地之气内敛结成种子或果实。种子刚开始结实时气是内敛的，很多种子在处于内敛状态下便选择被风带走，被带到其他地方去彰显新的生命，这些种子就是苦味的。这些种子具有以下特点：质地很轻，颗粒较小；生长的土壤柔软肥沃，湿度较大，适宜生存。故种子不必具备太多的气就能在新的环境里茁壮成长，单个种子由于储存的气不多，故单株植物产生的种子数较多。苦味的种子并不太多，多数的种子都是辛味的，大部分植物的种子都要经过长时间气的蓄积，然后才会脱离母体。这些气长时间蓄积，种子变得比较坚硬，质量沉重，如此才可以在严寒的冬天或艰苦的环境下生存。这些种子成熟时蓄积了大量的气，重阴必阳，这些气聚成一团像炸弹一样具有向外的扩张力，故这些质地坚硬质重的种子气多为辛味。

在恶劣的家庭环境中长大的孩子脾气大，在恶劣的环境下生长的植物脾气也大，人服食后会引起体内的气动得较快。恶劣的环境下结出的种子，饥一顿饱一顿地采收大自然的气，自然具备对付坚硬的土地与恶劣环境的本领，种子本身质地坚硬，在坚硬或贫瘠的土地上能够破土而出，发出的芽也是质硬而粗，所以这些植物的气味为辛，走窜力强。

如果人体有郁堵，无论是气郁、痰郁、水饮郁滞、血瘀、癥瘕积聚、九窍不通等，皆可辨证选择相应的种子，借助其辛窜之气通之。质地较轻的种子可以用于无形的气郁或通窍；质地中等的种子可以化水饮、痰等的郁滞；质地较重的种子可以破血瘀、破癥瘕积聚。选药宜恰到好处，过犹不及，对于轻轻的气郁只能选轻轻的药通，若选重药不仅不能通郁反而伤气。同样道理对于癥瘕郁滞也要根据郁滞特点选择质重的药，否则不仅无功反而伤气。郁滞如果纯实无虚，选几味破郁的药便可，如果病人虽有郁滞，整体虚弱，虚中夹实，如此气本不足，强力破气不可多用久用，需根据病情配伍安养五脏的药，通郁一定不能伤正。

看到这里如果有什么疑问，先不要着急问，再静下心来观察，答案就在大自然中。我只是抛砖引玉，还没有资格做导师，大家静下心来继续观察大自然，像神农一样品尝百草，一定要自己"品"与"尝"，"人莫不饮食也，鲜能知味也"。

下面说说用全草入药的植物，这类植物的气味不是辛味就是苦味，下面逐一细说。

大部分植物都是春生夏长，气味为辛味的植物的特点为"↑"。我觉得用一两句很难表达，这个符号表达得更形象。具体来说，这些植物在春天破土而出便直直地往上钻，生长速度比较快，往往有一个主茎直直冲上天，其他枝叶都围绕在主茎周围，植物大的形状是瘦长。这些植物内里的气是向外扩张的，有的靠种子繁衍，有的靠分开的须根繁衍，都是将蓄积的能量快速向外释放，这些植物的气味为辛味，且多芳香，动性大。人服食之后，与人体内的气交感，会使人体内的气向外扩散，可用于解表、通窍等。如艾叶、薄荷、苏叶、藿香、荆芥等。

气味为苦味的植物多有如下特点：这些植物春天破土而出之后，没有一飞冲天之势，而是向四周延展，这种延展的目的是向内收集天地能量，内里的气是向内走，气味为苦味。待植物壮大后，向内收集的能量充足了，会从中心点发出一个或几个细长而向天的小茎，小茎会快速向天上钻，钻到一定高度后开花结果，之后茎叶凋零。这些植物向四周延展而能量是向内收的，整个延展的过程就是将天地能量聚集到中心点，无偿为新的生命现象服务。每每感受到植物的这种代谢，我都会感慨：天地无私。也有些草没有向上的细茎，会在中心点或每个局部的中心点开花结果，这些草也一样属于苦味。人服食这些草之后，与体内气交感，会使外散之气内收，而且这些植物多生长于冬春之交，采收于春，故气多寒凉，这样能使外散而躁动不安的气内收而安静，治疗很多所谓的上火症状效果不错。具体的植物如大青叶、茵陈、败酱草、蒲公英等。

全草类植物气味的辛与苦不仅可以通过前面提到的是否先长主茎和植物形状来判断，还可以通过叶片来判断。凡是辛味植物的叶片形状多是细长形或是像叉子四周有尖的棱角，这反映植物内里的气是向外扩散的。苦味植物的叶片形状多是小圆叶、大圆叶或是大方叶，这反映了植物内里的气是向内收敛的。有诸内则形诸外，不差分毫。

不同植物采收的时节也不同，但现在很多药不按时节来采，其实这样很影响药效的。大部分全草类植物都应该在植物的"青年期"采收。辛味植物，从破土而出到青年期这段过程生长相对较慢，慢慢长到一定大小后，会快速成长，在即将快速成长之前采收是最佳时节，采早了植物太嫩还没上药气，晚了植物就变老药气已衰减，如过午之日。苦味药的采收也是在植物向四周扩散而未长出细长的茎之前采，采早了植物没长开，太嫩没上药气，长出茎就老了药气已衰减。

了解了大的方向，我们还要就植物气味、功用的差异具体分析，这需要继续静下心来感受。如同是辛味药，凡是生长快、芳香气强的动性越大，且动性大的植物多较坚韧。

我们不仅要多看《神农本草经》，从字里行间感受微妙的差异，还要将这些差异在自然与临床中静心体会。

下面沿着古人的天地思维，静下心来继续观察身边用根入药的植物，根类药的性味及功用自然可以推导出来。

根类药主要有辛、苦、甘三种气味。所有甘味药都是天地的精华，甘味的根类药都质地饱满且相对柔软。根类药中气味为甘的药都具有如下特点：把这个入药的根埋入土里，会慢慢长出一株植物，且这株植物茎叶都比较柔软，向四面扩散，生长也比较缓慢，长成后枝叶枯萎，将天地能量收藏于根中，以待来年继续长出植物。如果你种过红薯、土豆就知道了。这些根类药储存了天地的能量，以备来年发芽，口尝味道甘甜。这种根类的甘味药有很多，都具有补益作用，有的补益而安静，较滋腻，从药物性状上分析水分较多，较润，质地较重，如生地、沙参、玉竹、麦冬等，这些药在补益的同时会使躁动的气安静，并对机体有很好的濡润作用。正因为这些药比较滋腻，对脉象偏迟涩，病人表现出运化不足的象时用之要谨慎。有的甘味药补益而躁动，这些药物从性状上分析水分比较少，比较粗糙，质地相对较轻，疏松，如党参、人参、黄芪等，这些药补益的同时会加快机体的运化，因为这些药动性较大，对脉象细数的病人用之要谨慎。当然，同一类的甘味药，每一味药之间的差异还需要读者自己多读《神农本草经》，去体会天地本草的形状差异，才能真正掌握每一味药。正因为甘味药蕴含了天地的精华，故服用可有一定补益效果，而且与别的药物配伍，可以为别的药增加原动力，使别的药作用时间持久。精华物质黏腻不易运化，可使人体气机运行变缓，或减缓其他药物的动性，并且过食容易阻塞气机。可见体内精华过多也很危险，"高粱之变足生大疔"，对壮实的人不可过食肥甘。

讲完根类药的甘味之后，剩下还有苦味与辛味了，这两个性味很容易区分。一条未经修剪的植物的根，只要主体形状是细长的圆柱形，这个药就是苦味药；其他如圆锥形、多边形、圆球形的根都是辛味药。只要形成了天地一气的思维，很容易知道其中原因。圆柱形细长的根，主要目的就是吸收土壤中的养分，供植物生长需求，这些根内的能量是向内的，因此是苦味。根的密度越大，这个药的苦降泻实之力就越强，如大黄、芍药、白头翁等，质地越疏松则苦降泄气之力越强，如升麻、柴胡、术等。其他根类药，仔细看形状，圆锥形根给人的感觉就是向下钻，圆球形根给人的感觉就是向地雷一样爆炸，多边形根给人的感觉就是向四面扩张，人服食之后会使人内里的气向外快速扩散。辛味根类药中质地越坚硬其味越厚，其辛通散结之力越强，质地越疏松，则药的气越多，其辛窜理气通经之力越强。

同样的甘味药，地下根类的甘味药与地上种子、果实之类的甘味药作用不同。根类的甘味药偏于充经脉，能使中空的脉象快速满溢坚硬，病人的脏腑虚弱也可以快速填充。种子、果实类的甘味药则偏于填充络脉，补益脏腑源头之气，安未受邪之脏腑，能使经脉慢慢得到濡养，对于久病脏腑真气虚弱，表现脉搏不柔润，缺乏胃气，可以慢慢充养。当然部分如山药、土豆等可以充饥的根类药也如种子、果实类的药一样可以填充络脉，这些植物的根有繁殖后代的作用，一定程度上与种子的作用一样，功用亦与种子类药类似。

同样是苦味药，种子类的苦味药与根类的苦味药作用不同。种子类的苦味药主要是苦降，能将上焦火气清下来，凡是病人表现出两寸脉特别大而实，病人也表现出气上逆的火气症状，均可以用苦味的种子药为主清降火气，常用如栀子豉汤、麻黄连翘赤小豆汤等。根类的苦味药主要是苦泻，能从内里泻掉亢奋之气，如承气汤、黄芩汤、白头翁汤等。需说明的是，如果根类药不入煎剂，只是用沸水泡服，也可起到很好的降气效果。

同样是辛味药，种子类的辛味药与根类的辛味药作用不同。以根为繁殖下一代的植物如大蒜、附子等与种子类药的辛味药作用机理一样，都是辛窜力强，想想这些药里孕育了一个生命的能量，就是一个微型炸弹，这种辛窜可以用于化各种有形的郁滞。这些辛窜类药物质地越坚硬、密度越大越重，则通经络之力越偏深，可用于治疗顽痰、死血、癥瘕积聚等，其脉象在沉位有如小豆样的结，或是脉象沉弦、沉涩等；质地疏松、密度较轻的药物，通经络之力也偏浮，可用于治疗新痰、气滞、水湿郁滞等，其脉象或是比较滞涩，或是弦长，或是脉象在浮位有一个较大的结。一定要注意，选择辛窜药物散结不能病重药轻，也不可病轻药重，否则邪气不去，徒伤正气，会使病情加重。其他辛味的根类药，无论是圆锥形还是多边形都具有很好的通经络理血气的作用，可用于治疗各种脏腑经络不通，或为破结类药的佐使。

《本经》中记载的酸味药与咸味药很少，酸味药主要是未成熟的果实或本来就很酸的成熟果实，如乌梅、山茱肉、五味子、山楂等，这些偏酸性的果实主要目的是为了诱惑动物吃掉之后排泄出种子，以繁衍后代，因此酸性药都或多或少都有向内引气的作用。未成熟果实酸味大于成熟果实，成熟果实酸味柔和且带甘味，因此未成熟果实地气多天气也多，偏于泻，而成熟果实地气更多而天气相对少，偏于补益。咸味药主要是些虫类药物，虫类药物的特点为攻冲，因此咸味药能化体内硬结，具有软坚散结的作用。

我不想告诉大家什么药有什么功效，更不知道什么特效药，这些真的没什么用。我希望大家用这种经典的思维，自己去感受，感受每一味药的气与味，只有从心里认识这味药才会真正的应用，如果以知识的方式对药物功效进行记忆，只是在知识层面掌握药物根本没办法应用于复杂多变的疾病。

以上所列举的药物气味规律为大体规律，不可过于死板较真，很多植物的气味并未严格遵守这个规律，具体药物需要具体分析，每个药物的情况都不同，但是只要是天地间的药物，就一定有天地的道理在其中。如果随便找一个药，我们可以通过《本经》查找出这味药的气味，对《本经》没有记载的药物，我们则可以通过药用部位、生长属性、质地、口尝鼻闻等对它所含有的天气、地气情况有大体的了解，其实只要拥有这种中医思维，继续深入下去，比如对药物长相、生长周期等继续分析，就会对药物的具体细节了解得更精确。古代有很多中医大家可以达到随手拈来皆是良药的境界，他们随意组方，用药种类繁杂，看似无法无方，实是法度森严，用药变化自如。

再看许胤宗不著书之因

许胤宗是我非常佩服的临床大家之一，《唐书》对许胤宗医术的描述称之为"神"，记载："时关中多骨蒸疾。得之必死，递相传染，诸医无能疗者，胤宗每疗无不愈。"许胤宗并未著书，却给我们留下了比书籍还宝贵的对医道的理解，仅用短短数言涵盖。

> "医者意也，在人思虑。又脉候幽微，苦其难别，意之可解，口莫能宣。且古人名手，唯是别脉，脉既精别，然后识病，夫病之于药，有正相当者，唯须单用一味，直攻彼病，药力既纯，病即立愈。今人不能别脉，莫识病源，以情臆度，多安药味，譬之于猎，未知兔所，多发人马，空地遮围，或冀一人偶然逢也，如此疗疾，不亦疏乎？假令一药偶然当病，复共他药味相合，君臣相制，气势不行，所以难差，谅由于此。脉之深趣，既不可言，虚设经方，岂加于旧。吾思之久矣，故不能著述耳。"

"医者意也"，直指医之核心。医者治病全在灵活的头脑，并非一个公式一个公式死搬硬套，病情千奇百怪，寒热虚实变化无穷，唯有千变万化的头脑方能应对。通过脉候从病人一切表象中察出微妙的气机变化，而脉是最难用语言表达，很多脉象只可意会，一旦落于书面就失去其本意了。精准地判断出病人的症结所在，并熟练掌握每一味药精确的气味，就可一发击中。若不明医理，药物虽多则难以取效。我每读许胤宗这短短数言的教训，都别有一番滋味。

附：也谈中医养生

养生是现在的热门话题，很多专家都对养生技巧发表意见，养生产品也大量充斥于市场。然而如此琳琅满目的保健食品和花样百出的保健手段，虽有如此多的信徒盲目迷信，但是养生结果却不尽如人意，很多中老年人还是饱受病痛和早衰的痛苦。我年龄尚轻，谈养生本当为老中医的专利，但是每日接诊见很多痛苦挣扎的病人，心中实在不忍，勉强为养生略述己见，如有疏漏及偏颇之处敬请见谅。

综观长寿老人，其养生手段各异，有的每日食某种特殊的食品以长寿（如枸杞、五谷粥、何首乌、三七等），有的什么保健品都不吃只是粗茶淡饭也长寿；有的每日勤勤恳恳锻炼身体以长寿，有的终日静坐也能长寿。养生手段各异，而且有些手段截然相反，为何都能达到养生长寿的目的？同样一种养生手段，很多人都在模仿，为何只有少数人长寿？中医讲求治病求本，养生亦当求本。本就好比一棵大树的根，而末则是这棵大树的枝叶，只有本坚固才会有末的繁荣，因此养生一定要找到所有长寿老人的共同之处，而非他们不同的生活习惯这些末节之处。

所有长寿老人的共同之处其实就是一个字"爱"，他们爱自己的身体，热爱生命。由于爱自己则使其身边充满了爱，他们会将这份爱在无形之中传递给身边的每一个人，没有一个长寿老人是不慈爱的。因为爱他们会选择对身体有利的一些方式，这些方式很多，吃或不吃养生食品，运动或是不运动，所有一切养生的手段只有在爱自己的前提下才会发生作用。如果你满怀憎恨，对自己身体没有关爱，纵使神仙在世也很难让你长命百岁。这种爱并非自私，一个人只有先爱自己才能爱别人。儒家所言"修身、齐家、治国、平天下"，只有先做好自己，才能更好地去帮助别人。如果一个人恨着自己却表现出爱着别人，那这个人一定是个虚伪的人。如果你爱自己同时又将这份爱送给身边的每一个人，你就是个无私的人；如果你爱自己却剥夺了身边人的爱，那你就是自私的人。在传统中医的世界观中，世界是无中生有，很多疾病也是从本来健康身体的"无"中生出"有"的，任何肉眼看得到的改变都是通过内里看不见的变化长时间积攒而成。如果一个人长时间充满了自卑、愤怒、仇恨、恐惧、抱怨等负面情绪，身体也会产生相应的病变，也就产生了疾病。如果一个人的思想中充满了仁爱、喜悦、感恩等，身体也会在爱的包围下充满了活力和健康。中医经典《黄帝内经》对养生的记载未有半字提及何物久服可以长生，也未提何种运动可以延年，历史上无数的皇帝和贵族为了长命百岁可谓无所不用其极，凡是天下可以找到的药都有人吃过，也有将药物炼成丹药服用，这些不养心而依赖药物的人最终都早早送命，不仅无益反而有害。其实每个人心中都明白，世上没有可以长生不死的药，大家也嘲笑秦始皇、汉武帝之流，为了长生耗费大量人力物力，最后全都以失败告终。但是很多人还是抱有一丝幻想，把希望寄托在保健品当中，在此奉劝诸君还是把精力放在修心上方是正途。

有人会问："我很爱自己的身体，为了有个健康的身体，我大把大把吃药，什么冬虫夏草、海参、人参、鹿茸等等，凡是有利于身体的都吃，为何还是被病痛缠绕，未老而先衰？"这里有个很容易迷惑人的地方，就是这些人其实不是真正的爱自己，他们内心充满了恐惧，恐惧自己的衰老，恐惧疾病，由于恐惧，所以他们找不到爱。他们以为多听专家的话，按时吃药就是爱自己，实际上这些做法只会增加恐惧，恐惧只会让人盯着恐惧的对象心里得不到放松，只要是心里充满了恐惧，不管做任何自认为有利于身体的事情，只会增加恐惧，结果必然是使身体越来越糟糕。

爱和恐惧是截然相反的两种情感，爱的情感所衍生出来的是感恩，感恩自己已经拥有的；恐惧的情感所衍生出来的就是抱怨，抱怨自己所没有的。如果总是抱怨自己身体的不如意之处，只会增加恐惧，从而引起身体更多的不适。我们要感恩，感谢眼睛可以看见美丽的世界；感谢耳朵可以听到大自然及宇宙各种美妙的旋律；感谢强健的身体可以让我们更好地为家人和社会工作；吃东西或锻炼的时候感谢这些方式带给我们的活力，让我们精力充沛。感谢一切可以感恩的事物，由此可以使身体充满了爱，在这种无形的大爱的包容下，渐渐的身体会越来越健康，脸色也会越来越好，面容也会越来越慈祥。如果一直充满了恐惧，而且总是抱怨，同时对身体也有一些不满意，我建议你不要去对抗恐惧，要感谢恐惧带来的身体不适，感谢你的身体还算健康能感受到这恐惧并通过病痛表现出来。要知道有很多人的身体反应不灵敏，在大病的晚期才会表现出不适，但为时已晚。正是由于这些不适，使你意识到自己远离了爱，试着静下心来，慢慢找到爱的感觉，回到爱中，让爱的正能量充满身心。

有了爱在自己身边，那么就要处处爱护自己的身体，不可使身体受到损害，这就需要在日常生活中注意避免损伤。《庄子·养生主》里记载了庖丁解牛的故事，文惠君通过欣赏庖丁解剖牛的过程而明白养生之道。庖丁所用之刀解剖过数千头坚硬而强大的牛，十九年刀刃未有丝毫的损坏，只因为他的刀顺着牛的纹理走。我们生活在天地之间，要想使身体不受到天地的毁坏，就必须顺应天地的纹理，不与天地对抗。而现在很多人往往自豪于自己在短时间内战胜大自然的功绩，殊不知短时间的胜利换来的将是最终彻底的失败，医圣张仲景形容这种对抗为"持实击强，痛还自伤"，就是说只要是对抗，无论最后胜利与否都会伤害自己。只有和谐方能不受损坏，心中充满了爱，所做的事都是顺应自然，与自然和谐共处。古人强调的天人关系，以及人与人之间的关系就是和谐，天地和人都有其运行规律，不要与天地和人体的生物节律对抗，天地和人的规律古人用生、长、收、藏四字概括。《黄帝内经》第一篇《上古天真论》讲述了人一生的规律，在人体生和长的年龄段的时候就要适当多运动，在收和藏的年龄段里就要适当安静。《黄帝内经》第二篇《四气调神大论》讲了天地一

年之中的春生、夏长、秋收、冬藏的规律，人也要顺应
这个规律，春夏养阳适当多运动，秋冬养阴适当减少运
动。我们要做到"与万物沉浮于生长之门"，即与天地
间的动植物一样按天地规律生活，冬天来了或者年龄太
老了，所有的动物都伏藏起来，我们也不要去做如跑马
拉松一样的运动，可以打打太极拳，练练八段锦。夏天
来了或年纪较轻，所有动物都在原野里活跃奔跑，我们
也要适当增加一些运动强度。当然一天之中也有这些规
律，各种规律已详细记载于《黄帝内经》之中，而且书
中这些文字都不太古奥，有兴趣者可以自己翻看。在饮
食上一定也要和谐，要酸、甜、苦、辣、咸五味调和，
不可有一味过极。很多人喜欢多服人参、枸杞等甘味
药，殊不知五味中任何一种味的药或食物过多都会使人
体不平衡而得病，因此凡是有偏性的中药都不宜久服，
这些中药古人都称之为毒药，不得已而用之，亦不可过
度喝辛辣之酒或过食肥甘之品。现在社会上流行补肾，
似乎国民都肾虚，这是很大的错误，中医治疗目的是为
了将不和谐的身体调整到和谐状态，如果一个人本来肾
不虚，却大量地服用补肾药，时间长了身体会不和谐，
也就会得病。在工作当中，我们的欲望亦不可对抗，现
在很多没有钱的平民嫉妒有钱的老板，等有了钱又嫉妒
有权利的官员，有了权利之后天天忙于工作又嫉妒清闲

的平民，很多人的欲望既想这样又想那样，欲望和欲望都在对抗。我们不能没有欲望，没有欲望就是枯木，应该如《黄帝内经》所言的上古之人一样"志闲而少欲"，欲望单纯而适量，而且欲望的前提一定要充满感恩，感恩自己已经拥有的为人们做奉献的工作，在做好自己现在的工作的前提下有美好的愿望，即《黄帝内经》所言："美其食，任其服，乐其俗。"总之一切都要在爱的氛围中充满了和谐。

以上我说的养生方法，其实《黄帝内经》只用了八个字便说明透彻，"恬淡虚无，真气从之"。这是古往今来养生的根本法则。所谓恬淡虚无，就是心里保持如被淡淡的甜水滋润着的感觉，这种感觉并非是中彩票、升官发财的狂热的感觉，而是如同帮助别人之后心里的甜美感觉，即是爱的感觉。如果你始终保持这种爱的感觉，那么你体内就充满了正气，即是古人说的真气，只要你有足够的正气，健康与长寿必然属于你。

同学提问

问：您处方或针灸，每每嘱咐病人不要用热水烫脚，现在热水烫脚很流行，师兄为何反对？

答：现在有种错误的思维，即认为只要是绿色疗法，就没有副作用，适合所有人，因此刮痧、拔罐、按摩、艾灸、蒸桑拿、热水泡脚成为很多人生活保健的常用方法。其实在真正拥有中医思维的人眼中，任何的干预手段都有其"治对"之后的正作用，也必然有"治错"之后的副作用，没有一种治疗手段适合所有人，只有适合自己的才是最好的。

热水烫脚，水温较高并使人体出汗从中医看，属于汗法；水温微热，不让人出汗，则属于温法。大部分人烫脚认为水温越高越好，这都属于汗法。无论汗法还是温法都会对人体的阴阳有影响，都会干扰药物的作用。

首先，要肯定的是对年轻的上班族，工作比较紧张，通过烫脚或是蒸桑拿，汗出后气血通畅可缓解紧张，对人体有益。但是对于体质虚弱的人及老年人，用此法保健一定要慎重，我在临床见过很多的老年人因烫脚而开始得病。老年人处于人生的冬三月阶段，不仅不能烫脚，也不能做特别剧烈的运动，也不能吃得过饱，因为冬三月主封藏。老年人运动也尽量不要出汗，冬三月要求"无泄皮肤"。很多老年人烫脚，当时气血运行加快，觉得很舒服，第二天会特别乏力，就是此理。很多人认为人到老年，血管硬化，末梢循环不好，热水烫脚可以改善末梢循环，对身体有利。这真是只看局部不看整体，老年人整体气血已经衰少，人体不会让衰少的气血营养末梢，而是减少末梢循环，以保证心脑等器官的供血。这时候如果将本已衰少的气血强行运行到四末，心脏根本承受不住，因此有些人烫脚之后会感觉心慌、头晕等。对待任何的保健方式，老百姓可以迷信，我们医生则必须保持清醒的头脑，不要被谋求暴利的商家利用，成为商家赚钱的工具。

问：中医治病是否能治疗根本？比如腰椎间盘突出的病人，如果突出物不回纳病是否真的会好？还有如胃溃疡，如果不手术切除溃疡部位，而只是用些药物治疗，是否是掩盖症状，真的能治好吗？

答：很多学中医的人头脑中根深蒂固的思维认为西医头疼医头，只治标不治本。我想说的是，这种认识没有真正认清中西医的差异。

我们说西医头疼医头，这真的是不了解西医，比如腿疼的病人，西医经常嘲讽中医按摩师在病人腿上按来按去，腿疼治腿，实际这个病人腿疼是腰椎间盘突出压迫所致，腿疼是标，腰椎间盘突出是本。慢慢地中医按摩师也开始反省，开始对腰部按摩，腰椎整复。但是无论哪种方法，只要我们的思维认为这个病人腿疼是与腰椎有关，哪怕是可能与腰椎有关，那我可以确定地说这个人不是中医，没有中医思维。治疗腰椎间盘突出"病"

中医远不及西医，但是治疗腰椎间盘突出的"病人"中医一定不会输给西医，这是我经过大量临床所确定的。下面我谈谈中西医学的核心差异，以及究竟中医是怎么治本的。

主流西医认为人体所有的疾病均是由于人体的某一物质改变引起的，如腰痛多数是因为腰椎间盘变形突出而引起；胃痛多数是由于胃部炎症或溃疡等引起；头晕多数是因为脑部血流变化引起……甚至一个人的情绪不好，西医亦归因于脑部的某个地方异常分泌或异常放电引起的。也就是说如果一个人身体有不适应的症状，西医即将其起因归结于人体实体的改变，若找不到实体的改变西医则无法治疗。中医则不这样认为，在中医的思维里，有生于无，一切看得见的有形实体的改变都是由于看不见的气的偏差所引起。中国古人认为"无中生有"，万物都是从无到有再回到无，本来肺里没有炎症，为什么现在有炎症了？是什么原因使炎症从无到有的？而之前这个看不见的原因才是疾病发生的根源，只要看不见的原因消除，那炎症便会从有再回到无。炎症、增生、占位都一样是果，都是有形实体的改变，无论用仪器检测到的改变还是肉眼看到的改变都是一个层面的果，这些果之前必然有一个因。中医并不重视炎症的性质，增生的质地，关心的是人体的气哪里出现了问题导致了实体的改变，通过望、闻、问、切判断出这个真正病因，改变病因，不治病而病自除。中医并不重视解剖，也不重视生理病理，就是因为中医的思维高度是站在宇宙中看人，思维与天地齐，达到了道的高度。因此真正的中医绝对不会见出血就止血，见有痰就化痰，见胃疼就抑制胃酸，等等，治病必须求本。李中梓曰："见痰休治痰，见血休治血，见汗不发汗，有热莫攻热，喘气毋耗气，精遗勿涩泄，明得个中趣，方是医中杰。"

问：现在人的体质与古人不同，很多医家认为现在人阳虚多而阴虚百不见一，古代朱丹溪注重的滋阴学说不适应于当代人，师兄怎么看待这个问题？

答：首先要对朱丹溪做一下说明，现在一提朱丹溪就将他定义为只会用滋阴类药物的一派，说这些的人肯定没读过朱丹溪的书，盲人摸象，通过别人的言论推测朱丹溪的医学思想，更多的是跟风的评论。

我反复拜读《丹溪心法》，并未见一方专为滋阴，反倒有一段论述很让我佩服，《丹溪心法·瘟疫》云："大病虚脱，本是阴虚，用艾灸丹田者，所以补阳，阳生阴长故也。不可用附子，止可多服人参。"金元四大家本无偏颇，所谓言丹溪滋阴，东垣补土，皆是未得其意而妄加评判。历史上无论哪个明医，法必须周全，方必须千变万化，不会有只懂滋阴不懂补阳，或者只懂补而不懂泻。现代人虽与古人生活不同，然而我们还是生活在太阳系中，天地不会没有冬天，亦不会没有夏天，因此人得的病也不会只趋于一方。以我临床所见虽大多数病人服用温阳药可短时间见效，但从整体状态看病人反倒更糟，这些治疗是掩盖症状的治疗，我不希望看到有一天中医运用温阳药如同现在国内的西医运用激素、抗生素一样泛滥，中医不能再"火"下去了。

问：您说有的治疗仅仅是掩盖症状，有的治疗是正确的治疗，您是如何看待治疗是否正确？

答：《内经》言："上工平气，中工乱脉，下工绝气危生。故曰下工不可不慎也。"正确的治疗可以使病人乱的气平下来，而错误的治疗是绝气危生。所谓绝气危生，即是用一种方法使人体内的气在短时间内迅速向外耗散，由于气是迅速向外耗散，人会像吃了兴奋剂一样，在短时间内特别舒服，在人体的气迅速向外耗散的同时，人体的一些经络不通也会暂时通畅，人会感觉疼痛缓解，可是这种疼痛的缓解是暂时的，一旦这种气快速耗散的状态停止，人会感觉特别虚弱，疼痛也会比以前重。这种治疗方法最常见的为吸食毒品，当吸毒时人的气会迅速向外耗散，如果少量吸毒（或者吸烟），人的气向外耗散较快（还未到特别快），便会感觉头脑清醒，身体兴奋；如果大量吸毒，人的气会快速向外耗散，人的一切痛苦都会被麻醉，会有一种如同神仙一样的快感。可是一旦气静下来便会感觉不舒服，于是就要继续吸毒。继续下去，人体的气越消耗越虚弱，如果气已经很虚弱，用外来刺激再使人体的气迅速向外耗散就比较难了，这时原先剂量的刺激便难以达到兴奋的效果，于是就需加大剂量，直到将自己最后的气耗尽，便一命呜呼了。

吸毒是极端的例子，而类似这种绝气危生的治疗方案似乎正在普及。如有的按摩师，用重手法刺激，使病人一过性的舒服，过后会更加难受；有的西医师，治疗关节疼痛，嘱病人常年服用解热镇痛类药物，也只是缓解一时，停药后关节疼痛更重。我临床很少见到通过这种方法治好关节痛的医案，见到的多是大量如此治疗使病情严重的病人。有的针灸师，用大幅度提插捻转，刺激神经，使神经短时间受到刺激而兴奋，短时间止住疼痛，兴奋过后，症状又恢复甚至加重；有的中医师，无论什么病都大剂量温阳药一起上，病人短时间很兴奋，强壮加餐，身体轻快，原本不适症状也会减轻，可是不敢停药，一停药很快就反复，温阳药也需不断加大剂量。病人久治不愈，医生便向病人灌输寒气较重的思想，使病人安心长久服药，最后病人越吃越消瘦，越吃脸色越暗，越吃寒气越多。其实世间还真的有一种药治疗大部分病都有效，而且很多病人服用后会忘记自己得病，其即时效果远超于附子，这种药就是鸦片，这也是为什么清末大量的人吸食鸦片的原因，但它却毒害了太多的中国人，而给病人超剂量久服附子，与让其吸食鸦片，又有何异！

上工治病，以平气为目的，无论是处药还是针灸，都不会用掩盖症状的治法，病人的气不能被平复其病情就不会缓解，治不好就治不好，绝对不会为了所谓的有效率而掩盖症状，如此治疗治好之后很少反复，为真正的治好，为正确的治疗。中工治病，不知平气，亦不知绝气，治疗当补反泻，当温反寒，只是乱脉，不会对人体有太大影响。下工治病则不同，下等医生的气是浮躁的，不会静心治病，只会图一时之快，用各种方法短时间抑制病人的表现，最后病人症状表现减轻，实际病情在恶化，待有一天将病人的气耗绝到虚无，脉诊病人没有胃气，则此人为医所杀也，下工不可不慎。

第六章

张仲景常用中药分析

如果读者朋友们已经按照我的方法开始学习中医经典了，那在学习中医经典的过程中，难免会遇到想不通的问题，这时候最忌讳的就是浮躁，"心下热闹，如何看得道路出？须是静，方看得出。"答案就在那里，看你是否能够静下心来读出答案。水静极则形象明，心静极则智慧生。心理学有一种现象叫作心理投射，即是指以己度人，认为自己具有某种特性，他人也一定会有与自己相同的特性，把自己的感情、意志等特性投射到他人身上并强加于人的一种认知障碍。如果我们心不静，就很容易将自己的想法投射到经典上，以自己狭小的心量来曲解经典的原意。我教过很多师弟师妹，他们中很多人心不静总是想曲解经典的意思，总是以为凭自己小聪明能读出与别人不一样的解法，这是我发现学习经典最难克服的障碍。我们必须静下心来，放下自己，反复阅读经典，体会经典所传达的道。下面我们将继续静心阅读《伤寒论》与《神农本草经》，领会张仲景对每味中药的体会。

附子的气味分析

附子，《本经》记载辛、温、有毒，为下品药，下品药气味俱重，只能用来治病。我之所以首先探究附子是为了纠正时弊。现在有新兴的一派中医滥用附子，逢病必用大剂量附子，还自称得仲景心法，更有甚者提出常服四逆汤可以益寿延年，此弊不除不知要坑害多少生命！

下品药在《本经》中写得很清楚，"不可久服"，对此我们不妨看看历史上的教训。在中国历史上曾经有过长时间服用火热药保健的时期，在汉代以后有很多方士为求长生而炼丹药，所谓丹药就是一些火热性质的矿石药，人一旦吃了火热药就会感觉精神亢奋，做事干劲十足，历代很多皇帝及达官贵人都喜欢这种感觉。凡是长时间服食丹药的人，最后都早早"升天"了。有人说这些皇帝之所以升天是因为长时间的重金属蓄积中毒引起的，这些是西医的观点，中医理论上没有重金属中毒这一说，中医有自己的解释方法。中医认为，这些人之所以会早死是因为火热药过分调动了人体的气，使人体的火气过于亢奋，如果这些火气发不出来，堆积日久则为火毒，就会生痈疽。现代药理研究发现附子有蓄积性，久服会有蓄积中毒。因此很多人吃了附子之类的配方后会身上生疮，很多人脸上会起青春痘，此为火毒发于体表，如果长时间吃附子，而体表又没有发出来，则火毒就在体内郁积，甚是危险。现代研究发现，长时间吃烘烤食物、烧焦的鱼肉易致癌，用中医的眼光看就是长时间的火毒发不出来而致癌，而烘烤食物的火毒比起附子不知要小多少倍，长时间吃烤焦的食物都可致癌，更何况其火如虎狼之附子乎！按照西医的说法，长时间吃附子对肝肾的损害是很大的，我就曾见过多个病人因长时间大量吃附子导致了肝功能损坏。附子为下品药，所采天地之气俱多，药物气味俱重，而且有毒，可知此药的偏性非常大，辛则使气向外散，温则行，故附子能使气快速向外运行。药用部位为地下子根，且质地很硬，质重，象地之性，可知其所采地气较天气多，故而单用此药虽能使气快速向外运行，却不至于发表出汗，附子与甘味药合用可辛甘化阳，当然附子用量过大或配伍发表药亦可使气从表外散。

张仲景运用附子，不外乎取附子的辛温之性来温中，或用附子走窜之性来温化水饮或温通经络。温中一般与干姜、甘草等配伍，使其温而不散，如四逆汤、干姜附子汤等，温通或温化一般与桂枝、细辛等配伍，增加其温化之力，如桂枝附子汤、真武汤等。张仲景用附子温中多用生附子，取温化或温通作用则多用炮附子。虽然现在的附子炮制可能与张仲景时代不同，但我个人认为炮制的目的应该没有差异。虽然炮制方法的变革会影响一部分药物功效发挥，但我们不能过分地把用药治疗无效归咎于药物炮制方法的变革。炮附子是生附子用大量胆巴浸泡，然后漂洗而成。胆巴为一种盐，味苦咸而无气，这种炮制的目的是为了减弱附子的味而尽量不减弱附子的气，故炮附子的味小于生附子，而两者的气相差不大。若用附子温中，则需气味俱用，故用生附子；而附子温通或温化主要用到的是附子的走窜之气，故用炮附子。

关于附子的使用剂量，现在似乎有种谁敢用附子的量大谁医术就高的认识，附子用量甚至达到了几百克，这与经典完全违背。关于附子的应用剂量，《本经》记载得很详细："若用毒药疗病，先起如黍粟，病去即止。不去，倍之；不去，十之。取去为度。"即凡是用毒药都要从小剂量开始，逐渐加量，病去后立刻停药。张仲景在运用附子的剂量上就非常讲究，该大则大，该小则小。桂枝加附子汤、芍药甘草附子汤、真武汤、附子泻心汤、麻黄附子细辛汤均用炮附子一枚；桂枝附子汤用炮附子三枚，虚弱家及产妇减服之；甘草附子汤、附子汤用炮附子两枚；四逆汤为生附子一枚，强人可大附子一枚；干姜附子汤、白通汤为生附子一枚，顿服；通脉四逆汤中为生附子大者一枚。通过张仲景用附子的剂量可见其用药心思缜密，对不同病根据病情轻重采用不同剂量。在需要用大剂量的附子的方后注中均言"虚弱家及产妇减服之"，因为虚弱家与产妇气血衰少，附子动气必然消耗气血，故而用之需谨慎。我在临床的附子用量一般在 0.5 克到 10 克不等。古人言"阳易复而阴难回"，真正需要用附子温阳的病人一般用 5 克左右，连吃三剂，待七日左右一阳来复就可有明显效果。运用附子是否能有效很大程度取决于辨证是否正确，配伍是否得法，并非越大剂量越好。而且附子温中以"脉暴出者，死；微续者，生"，古人常言"少火生气，壮火食气"，我们用附子必须要让阳气慢慢地生起来，而不能过用附子，将仅剩的气一下子撅了出来，而显现脉象暴出的死象。当然在遇到极重危症病人，一定要胆大心细，反复谨慎辨证，只要辨证确保正确，可以用大剂量附子，此时往往能收奇功，但绝对不是所有的极重危症都可用附子，一定要谨慎再谨慎。

我在临床见到因附子治坏者数不胜数，我对这些病人和他们服药的表现都特别关注，慢慢发现并总结出长时间吃附子病人的脉象和病理有些变化特点。

一般长时间服用大剂量附子的病人病情会有几种走势，而之所以会产生不同的走势主要与附子的配伍有关，常见的有三种情况，下面分别详细论述。

第一种，病人长时间服用附子的同时还配伍大剂量的山萸肉、龙骨、牡蛎、磁石等，这种配伍方法使病人的气在加速向外运行的同时堵住了外出的去路，气便会在体内运行加快，服用后很多病人都会出现短时间的兴奋，多表现为感觉身上温暖有力量，愿意活动，吃饭也多，大便也好，往往同时伴随的很多痛证都消失了。这种情况病家必以为喜，而医生也以为对证了。但我观察这种病人如果继续服用原方，最多只会有三个月到半年的有效，继续服用则会无效，此时如果继续加大药量也可以再有效一段时间，但最终还是不好。在服药期间只要中途停药，病在一周到一个月左右大都会反复。有很多病人会在持续好转的情况下因一个很小的诱发因素（如同房、服用感冒药、受凉等）病情急速恶化，然后诸药不效。这种病人的脉象变化大致如下：初服这类药会寸脉变得比较有力，关、尺脉无明显变化；继续服用则寸脉越来越有力，关、尺脉越来越虚；再继续服用就会关、尺脉几乎不见，而寸脉会见如豆大的一个很结实的脉。若寸脉已变结实而关、尺脉又不见，则此人多表现为古人所描述的恶疮，病人的腹内往往都能摸到瘕积聚的硬疙瘩，"未成可治，脓成则死"。"寸脉下不至关"，张仲景曰"死不治"。

第二种，病人服用大剂量附子的同时配伍麻黄、桂枝、细辛等，未配伍或只是稍佐山萸肉、龙骨、牡蛎等，这种配伍可加速病人的气向外耗，病人往往服用后会出现排寒气的反应，或是身体某个原先很凉的地方有发热的表现。此时病者以为喜，医者亦不能察。然后继续服用，效果会越来越差，而且永远有排不完的寒气，久服之后愈加难治。这种病人的脉象变化大致如下：刚开始服用的时候寸脉会变得比较大，关、尺脉无明显变化；继续服用则关、尺脉亦逐渐散大；再继续服用会见关、尺脉极其散大，甚至脉象出现如同一层皮革一样的革脉，而寸脉不见。寸脉已经不见，关、尺脉特别散大往往可见于长时间服用激素的病人。这种病人最后多会器官衰竭，用再大剂量的附子也没有效果。

还有一种，病人服用附子配伍大剂量的干姜、甘草、人参、黄芪等，病人初服多会产生吐痰、吐血、气冲病灶等"排病"反应，也有的没有，之后就感觉自己神清气爽，精力充沛，肥胖病人会很快瘦下来。他们还有一个表现就是性欲亢奋，但医生往往让他们必须禁欲，否则前功尽弃。如果他们不遵医嘱，同房之后会特别虚弱。现在我们看一下这些药差不多都是古代金枪不倒丹与大力丸的成分，让病人吃着春药却不让同房，简直是心理与身体的双重折磨。这些人最后都会通过宗教来寻找慰藉以缓解心理问题。病人的脉象变化是刚开始服用这些药尺脉会变大、变紧，同时病人会表现出亢奋；继续服用尺脉会越来越紧，最后会在尺脉结成一个硬疙瘩。有很多病人乍一摸脉以为摸不到，但仔细摸，却发现尺脉按到骨后会摸到一个很硬的结，如果关脉与寸脉一点都摸不到了，病人表现面色黧黑、肌肤甲错等，便是"尺脉上不至关，为阴绝"，张仲景曰"死不治"。

总之，以我现在的观点，只要吃上附子就舒服，停了附子就反复的病人，均非真正的用附子指征。我们临床一定要谨记，附子为下品毒药，应用一定要谨慎，只有在需要时才用，而且中病即止，只要阳气来复，不可再服，千万不能将附子同西医的激素一样滥用。

麻黄气味苦温考

麻黄，古往今来几乎所有的医药书籍中均记载气味辛温，为发汗峻药，现国家统编《中药学》教材亦载麻黄气味辛温。麻黄辛温之性几成不争之定论，且大部分医家畏此药如虎狼，以致清代很多温病学家言江南只可用香薷，不可用麻黄，致使麻黄忠义良药束之高阁。

然此药在《本经》中记载："麻黄，味苦，温……"辛则散，苦则收，一散一收相差悬殊，而之所以后世大部分医家认为麻黄辛温，是通过服用后能出汗的表面现象反推麻黄性味所致，而《本经》当是通过性味推理其功用，一旦反过来以功用反推性味，那应用必然混乱。

我们提到麻黄，不要总是联想到发汗，张仲景通过不同的配伍，可以使麻黄发挥不同的作用。如麻黄配伍大量石膏则无发汗之功，反有止汗之效。"发汗后，不可更行桂枝汤，汗出而喘，无大热者，可与麻黄杏仁甘草石膏汤。"麻杏石甘汤的适应证就有汗出，麻黄配大剂量石膏可以治疗这种汗出，因此这里的麻黄就没有发汗作用。麻黄与石膏治疗出汗的配伍还有越婢汤，"风水恶风，一身悉肿，脉浮不渴，续自汗出，无大热，越婢汤主之。"麻黄配术则有利水之功，配五味子、干姜、细辛等有止咳之效。因此取麻黄发汗的关键点还是配伍。若要取麻黄发汗之功就需与桂枝或杏仁等同用，其代表方剂为麻黄汤，此方为治疗太阳伤寒的代表方。太阳伤寒的病机为人体处于太阳，并且整体气机处于拘紧状态，汗孔闭塞，内里之气壅滞不出。当人体处于表闭塞的太阳状态，正确的治疗应该是用偏于走表的苦味药向内梳理一下，缓解肌表壅滞的气，并同时覆被保暖，使汗毛孔开放，这样壅滞的气就条达畅通从肌表散去了，人体表现就是"体若燔炭，汗出而散"，人体由太阳拘紧状态便又回到了阴阳匀平状态。因此治疗太阳伤寒的方剂配伍方法应为苦温配辛温，稍佐以甘药，以苦温为主，故代表方剂麻黄汤的君药麻黄之性味当为苦温。太阳伤寒禁忌为用辛温之药，或火针，或以火熏之等方法强迫气向外走的发汗法，因为表壅滞不解而引起的发热，治疗不泻壅滞于肌表的气，反用辛温之法强迫让气向外运行，这种发汗为无视病机的迫汗，仲景称之为"火逆""火迫劫之"。如果逆治则可能会出现两个结果：一是用了辛温之法使气血全部趋于体表而不能打开肌表，如此气欲出而不得，则会出现气在体内逆乱，"太阳病，以火熏之，不得汗，其人必躁，到经不解，必清血，名为火邪"；另一种结果便是用大剂量辛温之法强迫使汗出，气血一涌而起，如决堤之水导致汗出不止，甚至会出现亡阳，"伤寒脉浮，医以火迫劫之，亡阳必惊狂，卧起不安者，桂枝去芍药加蜀漆牡蛎龙骨救逆汤主之。"

麻黄，《本经》记载气味苦温，为中品药而非下品药，可知麻黄的偏性并非后世所言的峻烈，少阴病也可以用麻黄附子细辛汤微散表寒，这更说明麻黄力量虽大，但并不像巴豆、狼毒等峻猛之药。之所以后人会对麻黄产生恐惧，一方面是因为很多医生辨证不够准确，或配伍不够得法，用上麻黄之后变证蜂起，故而不敢用麻黄；另一方面当出现太阳伤寒证，本当用苦温发汗之麻黄汤，医者畏惧麻黄，反用了荆芥、香薷等辛温之品迫汗，并自认为这类药与麻黄作用一致只是力量较麻黄平和，治疗大法错误自然变证蜂起。当此之时不知勤求古训，反言幸好未用麻黄，自忖用平和之药发汗变证都已蜂起，若用麻黄岂不惨哉？于是便认定麻黄为辛温峻剂，致使忠臣良将无用武之地。

　　凡是中品药均为天气多而地气少，故而可知麻黄动性大，能使体表之气快速向内运行，由于地气少，故而不会使气向内运行太深，更不会泻下。同时麻黄的药用部位为地上草质茎，质地很轻且中空，亦可说明此药天气多而地气少且作用部位偏于肌表。对于太阳伤寒证，只要没有化燥，即可用苦温之麻黄配杏仁使郁闭的表气快速向内运行，但不可向内运行过深，若配伍了大黄、芍药之属，则必定会加重表闭而引邪入里，麻黄使气向内运行又不至过深，则可使原先郁滞于肌表的气得到疏解，再配伍桂枝、甘草之类便可汗出表解而愈。麻黄配白术可使表气快速向内运行，而温化在表之水饮；麻黄配大剂量的石膏则可使表气宁静，可用于虚热的汗多，实热绝不可用。

张仲景常用苦味药分析

　　柴胡：用药部位为地下根，质地非常柔软疏松，质量很轻，所散发出来的香气很远就可以闻到，口尝味微苦。从这些特性可知，柴胡当为天气多而地气少，其味苦。《本经》记载柴胡苦、平，为中品药，亦可说明柴胡天气多而地气少。与同是中品药且味苦的麻黄相比，柴胡用的是地下根，麻黄用的是地上部分，麻黄能使体表的气快速向内运行而又运行得不深，从而缓解肌表的郁滞；柴胡能够使内里的气向内运行，但不致泻下，故柴胡可推陈致新，可以用来条达内里郁滞之气，使郁滞之气得以疏导且不伤气。治疗少阳病内里郁滞的小柴胡汤君药就是柴胡，就是取其疏导气而不泻实的特点；少阴病中因内里郁滞导致气不达四末，所选方剂四逆散其中柴胡亦是取其通郁滞的作用。

　　柴胡既然味苦，向内推陈致新，何以后人反谓其升提阳气？其原理亦为只看到表面现象而没有看到现象背后的本质。若病人少阳郁滞，气血郁而不能上达头目，则表现为口苦、咽干、目眩等头目症状，服用柴胡后郁滞之气血得以通达，诸头目症状缓解，头目清醒，后世医家就认为此是柴胡使阳气升提的表现。事实上并非是柴胡能使气血上升，而是人体的郁滞去掉后气血自然通达之效。还有很多医生一听病人说心情不好，就用柴胡疏肝解郁，其实这种思维本身就是错的，即使用后世的辨证方法来看心情不好也未必都是肝气郁结所致。虽然经临床验证有很多心情不好的病人病机是内里郁滞，需要用小柴胡汤，但还有很多并非是内里郁滞引起的，即使是内里郁滞也未必都是柴胡的适应证。临床常见很多病人生气后表现为乏力、纳差、腹痛等太阴病象，亦有病人生气后表现为四肢厥逆等厥阴病象，因此运用柴胡还是以辨证为主，以不失阴阳为要。

术：我在临床用仲景方中的术均用生白术。白术药用部位为地下根茎，质地结实沉重，香气较大，尝之苦涩味大，可知白术地气多而天气亦多，然以地气多为主，偏于养命。《本经》记载术气味苦、温，为上品药。苦则使气向内运行，温则使气偏躁动，然上品药地气多，故而术能温煦着气并使气向内运行，不致使气动得过快，亦不致泻下。术是非常好的温和之品，既温又和，需要以温药和之的水饮病，用之最宜。张仲景用术通过不同的配伍可以温化全身各处的水饮，水饮在表可配麻黄之属，如麻黄加术汤、越婢加术汤等；水饮在四肢可配桂枝、附子之属，如桂枝芍药知母汤、白术附子汤等；水饮在内里可配桂枝、茯苓之属，如苓桂术甘汤、五苓散等。现在临床常用的炒白术，是将生白术用麸炒，炒至表面发黄，药物炒制的过程是通过高温散掉药物的部分气，减少药物的天气，因此炒白术比生白术天气部分更少，更静，偏于补益，且炒后的白术味由苦变为焦苦，如此则药物的作用就发生了变化，味苦则向内，天气小则安静，能使气向内而固涩，能收涩住人体向外消耗的气，配伍甘味药，可治疗虚劳病。后世常用的四君子汤即是治疗虚劳的佳品，整方苦甘而温，我临床验之此方能收涩外耗的气，可使气充实并回到内里，治疗内里的虚寒，因此绝不可视方平和而认为其力弱，只要辨证正确用此方多出奇效。如果是阳明实热的气外耗断不可用炒白术，炒白术不仅不能收涩住气，反倒由于收涩不住而使气过度暴出。

关于争议颇大的苍术与白术之分，我们通过性状来看两药差异不大，苍术较白术质轻，质地亦较白术疏松，苍术所散发的香气也较白术大，故而苍术的天气较白术多，而白术的地气较苍术多，因此后人多说苍术动而白术静，动静是相对而言。我于临床验之，生苍术动性远强于白术，非常燥烈，且不柔和，当为中品药，麸炒苍术动性稍小，但仍然比生白术动性大，有很强的温化水饮之功。

黄芩、黄连、黄柏：通过分析张仲景对这三味药的运用，我们便可管窥张仲景用药精细之一斑。张仲景有黄芩、黄连同用，如泻心汤、葛根芩连汤、黄连阿胶汤等；有黄连、黄柏同用，如乌梅丸、白头翁汤等；有各药单独运用，却从未出现三个药同时运用。张仲景精细地区分了这三味药的适应证，只有建立在对每一味药的气味精准的把握下，才能用药少而效力宏。

黄连，药用部位为地下根，质量稍重，味极苦，其气稍香，由此可见黄连所含地气重而天气轻，其性静。《本经》记载黄连气味苦、寒，为上品药。故黄连只有苦之味，却没有苦下之气，苦则向内，寒则凝，单用黄连能使气向内，却同时使气宁静，如寒冰一样可以冷凝内里的热气或热结。

黄芩，药用部位为地下根，质量轻（家种的黄芩质量稍重），味稍苦，其气闻之微，由此可知黄芩所含天地之气都稍多，天气稍多于地气，其性动。《本经》记载黄芩气味苦、平，为中品药。苦则下，又为中品，性动，故黄芩可使气向下行，并微泄气，其药用为根，作用偏里，单用能泻掉内里郁滞之气，若与黄连同用则可微泻内里的热气或热结，但厥阴病的内热不可泻，故厥阴病用黄芩需谨慎。

黄柏，药用部位为地上树皮，质量轻，味稍苦，凡是地上部分天气均多，由此可知黄柏所含天地之气都稍多，天气稍多于地气。《本经》记载黄柏气味苦、寒，为中品药。苦则向内，寒则凝，黄柏能使气向内运行，并使躁动的气凝住，为中品则向内之力较强。黄柏为地上树皮，故其并无泻下之功，只是使向外躁动的气向内行，却不会泻下而损伤气。后世医家对尺脉虚而寸脉大的病人多认为是虚火上炎或相火妄动，此时不可用苦寒直折之品清火，只可用黄柏引火归原，代表方便是知柏地黄丸、封髓丹等。张仲景在厥阴病的内热中多用此药，尤其是配伍黄连，增加了其寒凝的效果，却不泄气。

从动性上看，黄芩、黄柏能使气动为中品药，黄连则静为上品药；从是否泄气上看，黄连、黄柏不泻，黄芩微泄气。

芍药：分赤芍、白芍两种。家种芍药根肥大平直，采挖后经刮皮，沸水煮后晒干，称之为白芍；野生芍药，根多瘦小，多弯曲，多筋皮，采挖后直接晒干（亦有刮皮者，但未经沸水煮），称之为赤芍。唐代以前皆用野生芍药生品，无去皮水煮炮制一法，故仲景所用芍药当为赤芍。

芍药所用部位为地下根，质地相对较致密，质量相对较重，味微苦，几乎闻不到气，可知此药所含天地之气都稍多，其性动。《本经》记载芍药气味苦、平，为中品药，苦则向内，芍药能使气向内行，并具有通下作用，对于气实同时过度外耗的病人，可选此药，既可泻掉亢奋之气，又可使外耗的气向内行。白芍相比赤芍，药材本身力量就弱，又经过水煮，其药力远小于赤芍，故对于气微实的病人可用白芍。

大黄：药用部位为地下根，质地非常紧实，质量很重，味苦涩，香气很大，由此可知大黄所含天地之气非常多，气味俱大。《本经》记载大黄气味苦、寒，为下品药，苦则向内，寒则凝，且为下品偏性很大，无论外耗的气多么亢奋，用上大黄都可使气向内行并凝静，亢则害，承乃治，为承气汤之君药。张仲景往往将大黄与芍药同时提及，如"设当行大黄、芍药者，宜减之，以其人胃气弱，易动故也"。就是说明两味药相差不大，只是大黄为下品，而芍药为中品，大黄峻烈之性远在芍药之上。需要说明的是大黄虽可引起泻下，但绝不可用于虚性便秘，切不可徒一时之快而种祸根。

以上为仲景常用之苦味药，我只是择几个代表性的药物进行分析，其余苦味药亦可根据性状与《本经》记载类推，在此不一一陈述。

个别药《本经》记载与仲景用药不同，如杏仁《本经》记载为甘温，而现实为苦温。盖杏仁有两种，一为苦杏仁，一为甘杏仁。《本经》记载为甘杏仁，仲景所用为苦杏仁，且仲景用杏仁必须去皮尖，因杏仁尖为杏仁的胚芽，有长出一株新植物的势头，故杏仁尖的气是向外窜的，欲取杏仁苦泻则必须去掉。

仲景所用苦味药主要有：麻黄、术、柴胡、黄芩、黄连、芍药、大黄。苦温药以麻黄与术为代表，其中麻黄天气多而地气少；术则天地之气俱多，地气多于天气。苦平药以柴胡、黄芩、芍药为代表，柴胡天气多地气少；黄芩天气稍多地气亦稍多；芍药天地之气俱多。

苦寒药以黄连、大黄为代表，其中黄连地气多而天气少，其性静；大黄天地之气俱多，其性动。如果能熟练地掌握各药气味则可于临床选择药物时随心所欲，信手拈来俱天成。

张仲景常用辛味药分析

桂：在临床上分肉桂与桂枝。肉桂药用部位为地上树皮，质地中等。质量好的口尝甜中带辣，味道非常浓厚，闻之气亦较大，由此可知肉桂所含天地之气均较多，以地气多为主；质量差的辛辣味较重，所含地气不如好肉桂多。桂枝药用部位为树枝，质地较肉桂轻，口尝亦是甜中带辣，味道不如肉桂浓厚，闻之气亦较大。由此可知，桂枝所含天地之气均很多，亦是以地气多为主，然地气不如肉桂多，相比而言，桂枝比肉桂动性强。桂在《本经》中记载有两种，一为桂，一为牡桂，现在大部分学者赞同张仲景所用的桂枝为桂。无论哪种桂，《本经》均记载气味辛、温，为上品药。辛温则加快人体气向外运行，为上品药故只可使气外行，又不耗气，单用亦不致汗出，故辛甘化阳的辛味药首选即是桂。张仲景常以桂枝、芍药、甘草等的不同比例配伍，调整人体气的方向，亦可用桂辛温之性与茯苓、术、甘草等配伍温化各部位水饮。

姜：药用部位为地下根茎，质地紧实，质量重，口尝辛辣刺喉，味道浓厚，闻之气亦较大，由此可知姜所含天地之气均较多。姜在《本经》中言"生者尤良"，可见《本经》所言之姜为生姜。生姜气味俱大，以气大为主，走窜力强，可发表出汗。《本经》言气味辛、温，为中品药，可见生姜既有温里之功又有发散之力，以发散之力为主，可用于发表出汗，温化水饮。干姜为生姜晒后所得，经久晒的干姜因曝晒而气大减，味却较生姜更浓烈，因此干姜地气多而天气少，性静，与甘味药合用为温中的不二之选，就温中而不走的特点而言很少有药能超过干姜。临证需注意的是，太阳伤寒表实证的发汗法为苦温配辛温，君药当为苦温药，不可见到太阳伤寒就让病人单服生姜迫汗外出，正确的方法是以苦温的红糖为主配伍生姜凑成生姜红糖水发汗。更须注意生姜发表出汗易使气虚，不可用于预防流感，如果过用反而会增加感受邪气的可能。

半夏：药用部位为地下块茎，质地非常紧实，质量很重，有点像石头的质感，口尝味辛，刺激咽喉，非常厉害。我曾服用过小指甲大的一块生半夏，服后立即感到咽喉剧烈紧痛，可见此药走窜之性很强。此药气味俱重，而且偏性很大，《本经》言气味辛、平，为下品药。

张仲景用其走窜之性可攻冲各种痰、水等的郁结。半夏生品毒性太大，现在临床常用的为半夏的炮制品，而炮制方法与张仲景相左。张仲景所用半夏的炮制法为水洗去滑，即通过反复的清水漂洗，洗掉半夏的滑液，如此炮制实是去掉半夏的味而保留半夏的气的过程，既不影响半夏走窜之性又减少了毒性。后世医家过于谨慎，将半夏水洗后又加入白矾等辅料蒸煮，加白矾之目的亦是进一步减少半夏的味，但是如果炮制过度也会损伤半夏的气，甚至因加了过多的白矾而改变了半夏的味，如此谨慎过度反倒不好。

细辛：药用部位为地下根，质地疏松，质量很轻，口尝辛辣麻舌，闻其气辛窜呛鼻，可知此药所含天气多而地气稍少，走窜之性很大，但《本经》将此药列为上品。《本经》中只此一味药走窜之性强却归为上品，我不知其理，猜测可能因方士炼丹多用故而置于上品。细辛走窜之性很强，外用可以穿透人体皮肤，但偏性不甚大，可通却不甚伤气，故张仲景用此药多通过配伍治疗既有不通同时又整体稍虚的病人，如当归四逆汤、乌梅丸等。亦可用此药的走窜之性配伍其他走窜的药，以增强走窜之性，如麻黄附子细辛汤等。

吴茱萸：药用部位为近成熟的果实，质地一般，质量亦中等，口尝辛窜味厚，闻其气呛鼻，可知此药所含天气多而地气亦多，相比而言天气更多一些，走窜之性很大，外用可以穿透人体皮肤，古人形容"有推墙倒壁之功"。《本经》记载此药气味辛、温，为中品药，张仲景用其走窜之性治疗需要温通的中寒证，尤其是厥阴中寒用吴茱萸汤可很快将气血通达到四末。此药走窜之力甚强，很多服用者刚下咽即吐，因此仲景在吴茱萸汤中云："吴茱萸一升，汤洗七遍。"以热汤烫洗七遍就是为了减弱其气与味，以缓解其走窜之性。吴茱萸走窜耗气很强，绝不可用于虚弱病人的四肢冷，即使治疗实证亦须配伍甘味之党参、大枣等，以防过度耗气并缓其力。

以上为张仲景较常用的几味辛味药，其中上品有桂、细辛等；中品有生姜、吴茱萸等；下品有半夏、附子等。其中天气多而地气少的为生姜、细辛、半夏、炮附子；地气多而天气相对较弱的为干姜、桂；天地之气俱强的为生附子、吴茱萸。若非要给这些药的气味进行定量分析，则天气最多的为细辛、吴茱萸，因辛温药物中此二药可穿透皮肤吸收，而细辛味较吴茱萸轻，故单取通窜之力则细辛为首选，既取其通窜又取其温通，则吴茱萸为首选，且细辛可用于虚证而吴茱萸只可用于实证。天气第二多的为半夏、附子，二药均为下品，半夏辛平，附子辛温，通郁结用半夏，温通脏腑经络用附子。天气第三多的为生姜、桂，生姜天气多而桂地气多，以辛散为主要目的则取生姜，以辛温为主要目的则取桂。天气最少的为干姜，温中而不走，其所含地气很厚。这些差异其实很难用言语表达，更多的是心领神会，于临床细细体会，方可精准用药，效专力宏。

张仲景常用甘味药分析

张仲景运用的甘味药主要有甘草、黄芪、人参、饴糖、大枣。前三味药都是地下根，气味都大，口尝都很甘甜。

相比较而言，黄芪质地较疏松，豆腥味很浓，所以黄芪补而不腻，补而不缓，可以用来治疗体虚同时兼有不通之证，如黄芪桂枝五物汤、芪芍桂酒汤、防己黄芪汤等。甘草质地较紧实，为上品药，气味俱重，经过蜜炙之后的甘草其味更重，而偏于甘缓。仲景时期所用的人参，非现在所用的关外人参，亦非党参，按照《本经》记载此药为甘、微寒之品，甘则益，寒则凝，能填补中气的同时使气静下来而达生津之效。饴糖《本经》中没有记载，从制作工艺看，此药为高粱、米、大麦、粟、玉米等淀粉质的粮食发酵糖化制成，原料选用的粮食多是甘平或甘微温的气味，经发酵后取其精华而成，因此饴糖之气味应为甘温。从质地看，饴糖质地较重，味甜，闻不到气，可知此药所含地气极多而天气很少，甘温则补中缓中之力很强，且此药几乎无气，故不易因过甘而使气滞。大枣为地上果实，肉质黏腻，口尝甘甜，闻不到气，可知此药亦是地气多而天气少，《本经》记载气味甘、平，可缓中补虚，缓中力强。

以上只是张仲景常用的几种药的简单分析，365种药，每种药都有其对应的时象，每种药之间细微的差别很难用语言表达，亦很难用语言精确地区分，很多药物需要在掌握药物大方向的前提下，反复阅读《本经》与《伤寒论》，并配合大量的临床才能真正从心中体会。我虽然尝试着用简练的语言表达药物对人体的作用，但是总感觉文字并没有表达出自己内心真正的感受，本章的关键还是给读者一个学习中药方法的启示，用这个方法仔细去体会，只要达到了那种心中了了，难述于人的感觉就好。

叶天士用药物气味指导临床思维初探

如果我们始终是在用药物的功效治病，那中医的经验就非常重要，没有长时间经验的积累根本没办法了解一味药的作用，而且这种经验没办法传承。运用气味理论指导中药临床条理分明，执简驭繁，最后用药可千变万化而法度森严。运用气味治病我最佩服的就是清代叶天士，在整本《临证指南医案》中我们很难从药物功效上找到叶天士的用药思路，他用药千奇百怪，很多人读不懂叶天士的医案就妄言其不懂看病。其实仔细看看叶天士的每一个医案都投射着严格的法度，并根据具体病情灵活选药，以下随便举几个案例说明。

　　"某，二六，肺卫窒痹，腑膈痹痛，咳呛黏痰，苦辛开郁为主，当戒腥膻。

　　"僧，五二，今日风温上受，寸口脉独大，肺受灼热，声出不扬，先与辛凉清上，当薄味调养旬日。

　　"吴，五五，酒客湿盛，变痰化火，性不喜甜，热聚胃口犯肺，气逆吐食，上中湿热，主以淡渗，佐以苦温。"

　　从这三个看似再平常不过的医案，就可以看出叶天士的用药思路。第一个病为胸痹，为一种气机闭阻的病，选择味辛苦动性较大的药开郁；第二个病为风温，以药物辛凉之性治疗，且只取药物的气；第三个病为酒客病，用淡渗之法。

　　我个人认为最能反映叶天士看病思路的并非《临证指南医案》，而是程门雪曾校正过的《未刻本叶氏医案》，这本书对叶氏医案的记载非常成体系。我们可以看一下叶天士的医案，其并没有对奇怪病情进行神话般的描述，也没有对神奇疗效进行夸张的记载，而只是朴实的医案记录。

　　对于日诊百人并且效率很高的医生，没有能力记住自己究竟治好几个病人，也不会沾沾自喜于自己治好的疑难重病，更没有精力翻出自己治疗成功的医案自己佩服自己一番，因为大量的成功病例会冲淡你对治好某一疑难病的狂喜，真正的中医应该有的还是精准而快速的辨证，平淡的高有效率和高治愈率。我并不喜欢现在很多中医偶尔治好一个病后，就抑制不住自己内心的激动，一定要与别人分享这个成功病例，这只能反映这位中医治疗这类病大部分是失败的，千万不要陶醉于自己以前曾经治好的医案中，这是医术退步的开始。

　　叶天士的医案用药非常精简，我们看看他的所有处方，没有一个方剂是五味俱全的，最多的是用两个到三个不同的味组成方子，极个别处方会用到四个不同的味，绝无五个味同时出现在一张方剂中。后人解叶天士的医案，总是从药物功效入手而牵强附会，不能够从其气味入手分析叶天士处方的法度，故而会越解越玄而终不得其意。

失理而后法、失法而后方、失方而后药

老子曾言："失道而后德，失德而后仁，失仁而后义，失义而后礼，夫礼者忠信之薄而乱之首。"其大意为：当道失传之后，人们就重视宣扬德，当德失传之后人们就重视宣扬仁，再之后就是义，而最后就是礼。当大多数人都在宣扬礼的时候，这时主流宣传为克制自己来遵从礼仪，而人总是不愿意被克制，说明此时社会已经伦理败坏，社会已经开始出现混乱了。当所有人都重视义的时候（此为大义），没有兄弟会不团结，没有子孙会不孝顺，没有官员会不廉洁，不用约束而礼自然行于天下。可是如果没有义而只强调礼，则必然要混乱，没有义而做礼就是做秀。当所有人都重视仁的时候（此为天下同仁之仁），天下的兄弟姐妹都互相敬爱，不必有血缘亦如兄弟，因为仁者爱人，社会不用强调义而处处充满仁义，没有仁的义是狭隘而不完整的。当所有人都重视德的时候（此为天地之德），天地之大德曰生，每个人都重视自己之德，每个人都散发着生生之气，这个气可以感染别人，而不再要求别人，由内心生出的仁心方是真正之仁，没有德的仁也是不完整的。当所有

人都重视道的时候（此为天地之道），那就不可言说了。老子绝对不是反对孔子的礼，而是站在很高的高度看礼，正如孔子曰"从心所欲不逾距"，只要从的是本心，是天地之道的心，就不会感觉有礼束缚而所行皆合礼，但是若不从本心而只用礼束，则不在束缚中死亡就在束缚中爆发。

天地由道德仁义礼组成，中医由理法方药组成，万物一理。失理而后法、失法而后方、失方而后药。当中医界都在提倡特效药、某药治某病、某药的化学成分的时候，其实就已经预示着中医马上就要灭亡了。曾经有人提倡中医存药废医，在我看来这是消灭中医的第一步，只要没有中医理论的支撑，中药迟早会因其疗效的不稳定而被淘汰。很多人学了一辈子中医，还是遇到头痛病人就处天麻、川芎，遇到腰痛就处杜仲、牛膝，用药不按方配伍，很难有效。这种医生就算活到一千岁也称不上中医，他退休时的中医水平与毕业时的水平一样，真正的中医正是毁在这些人手里。当中医界开始提倡某方治某病，某方治某证的时候，中医的法就已经荒废了，这时候的中医就是经验医学，临床经验越多看病越好，用方子对常见病可以取得不错的效果，但治疗复杂病则无从下手。当中医重视法的时候，就可以称得上中医了，所用之法为天地之法，在明白了该用某个法来治病之后，在法的指导下选方、选药，明白了法，则方和药才是活的，才是有生命的方药，而非死方，死方怎能医活人的病？当然如果法是在理的指导下选的，那才是真正的中医高手，而此理必须是天地之理，阴阳之理，而非自己琢磨的歪理。当中医之理兴盛的时候，每个中医都按照天地之理生活，并以天地之理指导国民养生疗病，中医就真正的兴盛了。中医兴盛则中国文化兴盛，老祖宗留给我们的财富是无比宝贵的，当每个中国人都骄傲于自己祖先留下来的文化，虚心向自己的祖先学习，并且借鉴西方的文明来壮大这种文化，如此每个中国人都会由内而外的散发出一股强大的浩然之气，中华民族便是非常强大的民族，会受到世界各族人民的尊敬。

同学提问

问：按您的方法学习本草似乎只要看《本经》记载的药物气味和上中下三品的属性就可，我们是否需要看《本经》对药物功效的记载？

答：药物偏性的大方向可以用语言表达，但是细微的方向很难用语言精准表达。就像表达巧克力的味道，我们首先会描述巧克力香甜润滑，这是它的大方向，然后描写它的具体味道，巧克力甜入心扉，给人温暖的感觉，其香非常有韵味……通过这些语言的描述，可以对巧克力有一个形象的认识，但在没有品尝过巧克力的味道之前，所有的描述都是抽象的，不够生动的，只有亲自品尝后才会深刻体会这种香甜润滑的感觉，从而得到一种感性加理性的认识。学习中药也是如此，药物的具体偏性很难用语言描述，认识中药就如同认识巧克力，首先要知道的是中药的气与味，确定药物的大方向，如同巧克力的大方向是甜的，不是辣的。有了对药物大方向的认识，对药物的运用才不会犯原则性的错误，然后还需要体会《本经》对药物作用的描述，对药的偏性要有一个形象的认识。不过，只有通过临床验证后，我们才会对药物的偏性有具体的体认，如此才算真正掌握这一味药，如此积少成多就可以掌握大部分常用中药具体的偏性了。

《本经》看似对药物作用的记载比较模糊，其实仔细阅读会发现记载得非常准确清晰，主治中有主瘕的，有主积聚的，有主瘕积聚的；有除瘀血的，有下瘀血的，有逐瘀血的；有安魂的，有安魄的，有安魂魄的……概念非常清晰，从不含糊。我没办法用比《本经》更浅显而精准的语言描述药物细微的偏性，必须自己去读、去体会，别人没法代替，就像别人无法代替你品尝巧克力一样。

问：张仲景用附子不管生熟都不先煎，师兄如何看待这个问题？

答：药物久煎则取味，轻煎则取气。附子的气味俱重，若久煎则只取了附子的辛味，而其走窜之气早已没有了。单论味而言，附子的辛味不如干姜强，因此一旦附子久煎其效果不如用干姜好。在中医思维中，所谓药物的毒性是指其气味偏性较大，气味偏性较小的药物为无毒药物。病情较重的人气机偏离较重，若要纠正这种气机就必须选择气味偏性比较大的药物，即毒药，此即所谓以毒攻毒。既然需要用附子就需要用其气味俱重之性，故而久煎后虽能减毒，但影响了附子的疗效。我个人支持张仲景，除非特殊情况都不久煎附子。

问：您可否以一个常用的经方为例具体讲讲经方的使用？

答：我下面讲一下最常用的小柴胡汤的应用方法吧！首先，我们要有扎实的辨证基本功，准确辨证后再根据具体病情对药物进行加减。小柴胡汤是治疗内里郁结的方剂，为治疗少阳病的主方，所以小柴胡汤的第一个使用指征就是三阳病，既然是内里郁结，则脉象为两手关尺脉拘紧有力，而寸脉或是沉，或是散大无力。寸脉沉说明气机内里郁滞不能外达于寸，寸脉散大无力则说明"血弱气尽，腠理开，邪气因入"，就是说明当下病人腠理开放，表虚气外耗，成阳明或太阳中风状态；关尺脉拘紧有力，说明内里有郁结，人体的主要问题亦是与内里郁结有关。以上两种脉无论出现哪一种，其症状表现都为内里郁结的象，如口苦、胸胁支满、咽干、目眩、心烦等等，这些症状不必全具备，只要有几个症状就说明病人当下是处于这个病机状态当中，大法便是和法，处方便是小柴胡汤。根据具体病情，如果整体脉象显钩脉，为火脉，病人气机有郁而化火之象，就会表现咽喉干燥，如此则不能用辛窜之品，且需加大甘寒之药，加减就是去掉半夏，加人参与天花粉。如果整体脉象显数脉，脉象躁动，为内里欲虚之象，病人表现为心中烦，不可再用辛窜耗气之品，需加甘而黏腻之药，缓缓解开内里郁结而不伤气，加减就是去掉半夏，加瓜蒌。如果病人脉象沉弦有力，说明气机在内里郁滞较深，郁滞较重，病人就会表现腹中痛；若病人为大实痛且脉象弦劲非常有力，则需用大柴胡汤下之，此非实痛不可下，如此则需稍稍加重苦下之药以缓解气机的郁滞，加减则用芍药代替黄芩，微增其下实之力。如果病人脉象弦有力而涩，说明气机郁滞并且动性不足，不能解开郁滞，病人表现为心下悸或小便不利，如此则需解郁的同时增加气机的流动，加减则去黄芩加茯苓。还有其他种种加减，在此不一一列举。

总之看病就是先明理，再立法，再处方，再调药，理、法、方、药必须节节贯穿，不可有一环脱节，如此长期临床，就如同射击运动员掌握了三点一线的射击技巧，越射击其中把率越高，我们临床用这种思维锻炼，长久之后辨证论治就会越发精准，疗效也会越来越高。

问：请问师兄，服用中药是否存在排病反应？如何看待排病反应？

答：现在很多中医认为的排病反应大概有两种：一种是服用发汗药、泻下药等病人出现排汗、泻下等反应，并且伴随着这些反应疾病缓解，这种排病反应经典里有记载，是非常正确的治疗。还有一种排病反应就是病人服用完药后短时间疾病会加重，甚至有欲死的迹象，但是只要病人继续坚持服药，很快这种加重的表现就会减轻或消失，病人身体状况亦开始恢复健康，这种排病反应又叫玄冥反应，兴起于日本的汉方医学与现在流行的火神派，这种反应经典里没有记载，历代大家也没有记载，我个人认为不正确。

古代无数中医都给我们做了很好的示范，正确治疗之后病人就会往健康方向发展，没有这么复杂的反应。人体对于疾病有自愈性，只要顺着这种人体的自愈性治疗，人体会很乐意地走上健康之路，甚至开药正确之后病人都不会以服药为痛苦，更不用说痛苦的排病反应。既然平和的方法可以给病人带来健康，我们不需要冒这么大的风险非要病人经过痛苦的排病反应，而且多数病人的排病反应本身就是逆治的表现，以平和的方法不知不觉治愈疾病才是高手所为。如果病人接受了我们的治疗，出现排病反应，并且反应过后身体恢复健康，我们不能高兴于自己的成功，这说明我们没有找到正对病情的治疗方案，虽然成功，但不是最佳的治疗方案。

问：请问师兄为何在临床治病不合方，也很少在经方上加减，并且不让师弟师妹们合方？有些病的病情复杂，不合方能解决吗？

答：一个病如果你认为它很复杂，只能说明你没有能够从内里看透这个病，每个病都有其独特的病机所在，我们治病不是治疗病人痛苦的症状，而是针对病人当下的病机处方，找准病机便可在病机的指导下选择一个治法，然后用一个具有指向性的方剂进行治疗。如果我们用方剂来治疗"症状"，当然可以合方，因为病人可以出现多个症状，但是如果我们用方剂来治疗"病机"就必须方向明确，张仲景的每一张方剂都有明确的指向性，不能合方而影响方剂的指向。

现在很多初学中医者在症状面前找不到病机，又担心自己处方失误，于是往往合方以求稳，实际上这是放弃自己进步的一个大好机会，一旦合方之后，无论治好还是治不好，以后再遇到这样的病还是不会治。因此在找不到病机的时候也要冷静，推理出最可能的病机，按这个可能的病机处方，如果病人服用了方剂病好了，这说明判断正确，以后这样的病就难不倒我们了；如果病人服用了方剂病没有好或者加重，这说明判断错误，以后还有机会改正进而提高医术。当然，这样做的前提是以扎实的基本功谨慎辨证，如此才是对病人负责的态度。

关于经方的加减，我在前文已说，不是绝对不可以加减，但是加减必须要在严格的法度指导下，不能单纯针对症状以意加减，一旦加减错误，方剂的法度就会产生偏移，会影响原方的功效。

第七章

———

略谈《灵枢经》中的针刺

这一章我们主要学习《灵枢经》中所记载的小针体系。学习前我还是禁不住叮嘱一下，请大家一定要忘掉以前自己所学的针灸学知识来读经典，这些知识既包括穴位的功效、花哨的手法，也包括那些玄而又玄的理论等。中药没有功效，穴位也不会有特定的功效，药物的功用由其气味决定，穴位的功用一样是由其所在经与所属特定穴的属性决定。花哨的手法只有在掌握了针灸原理后应用才会有效果，如果不掌握原理，即使做得外形再像也不会有什么效果，在学会了真正的补虚泻实的原理后，你会用最简单的手法达到"补则实、泻则虚"的效果，虽然外形上看可能手法较单调笨拙，但是会有出奇的效果。现在流行很多玄而又玄的针灸理论，这些理论烦琐得让人难以驾驭，而经典理论非常朴素，听起来很平淡，但用起来却非常神奇。

当然在学习之前尤其要忘掉诸如如何松解肌肉组织粘连，如何刺激神经缓解神经根水肿，如何缓解肌肉紧张，如何缓解神经压迫症状等知识。现在兴起了很多新针法，这些新针法多源自于西医的解剖理论，但他们总要拿几句《内经》中的话来做大旗，提升层次。我想说的是中医所看到的人与西医看到的人不是同一个人，现在西医看到的人体是通过解剖、生理、病理综合信息而得到的一个直观的认识；中医则不同，中医看到的人体是肉体、能量、精神的集合体，即所谓精、气、神。如果我们用针灸或其他工具缓解肌肉粘连等西医认为的病理因素，那么这种手段就已经称不上是中医治疗了，这根针灸针也只是如西医手术刀一样的工具，而非中医眼中"上合之于天，下合之于地，中合之于人"的一件神器，这样也体现不出针灸治病的特点。所以请读者朋友放下自己的心，先从头到尾读两遍《灵枢经》，以便我们可以更好地交流《灵枢经》中的针道。

凡刺之道，毕于终始——《灵枢经》的精华篇章《终始》

很多人或许会说我已经通读过《灵枢经》很多次了，但针灸治疗水平还是停留在松解肌肉粘连之类的层次上，很多人甚至会毫不留情地说《灵枢经》所记录的针刺方法未必有效，就以耳鸣病人为例，将《灵枢经》中所有记载治疗耳鸣的针刺方法都试验一遍，结果只是个别有效，大部分没效。还有如果遵照《灵枢经》的记载"著痹不去，久寒不已，卒取其三里"去操作，只要对自己的临床效果负责任，就会发现大部分的久寒痹证用火针刺足三里没有什么效果。在很多人的心里，经典就是这一段段具体什么病怎么针灸的记载和一些不着边际的话语。如果单纯用经典中记录"术"的层面的方法针刺，在疗效上确实没有松解粘连或后世的各种歌赋实用，我们不能不尊重事实而盲目抬高经典。经典之所以高明，不是因为其记载的具体治病方法高明，而是其为我们建立了正确对待疾病的思维，即《内经》中传承了古人留下来的"医道"。《内经》记载了针刺为道与术的结合，既谈论了针刺的"道"，又谈论了很多病的具体针刺方法，但是如果没掌握重点的"道"，这些具体刺法就都不会有用。因此首要任务就是先找到《灵枢经》中关于针刺之道的篇章，理解这些篇章所传达的道，然后再以这几篇的内容为核心骨架，将其他具体的治法填充到框架里，如此针刺体系才能骨高肉满，治法虽多却有一个一以贯之的主线，具体临床针刺治病才能游刃有余。

如果通读《灵枢经》就会发现其中很多内容是讲具体病的治法，是对具体现象的解释，像《热病》《杂病》《厥病》《寒热》《贼风》等，都是在谈论具体的病怎么治疗；《论勇》《五变》《口问》《淫邪发梦》等是对人体几个常见现象做的一些解释，这些篇章在学习时可以先放一下，待掌握主线之后再细细体会。这样读经就有了主次，以此梳理下来可以很容易找到最核心的讲针道的篇章——《九针十二原》。《九针十二原》为《灵枢经》的第一篇，文字古奥，全为概括性文字，概括了针之道、刺之道、针害等，是"针道"的总提纲。针道是理论总结，在具体应用上最核心的篇章是《终始》篇。如果非要找到最重要的两章，很明显就是《九针十二原》与《终始》了。《九针十二原》的重要性不容置疑，《终始》篇的重要性在《内经》里被提到多次，"九针之玄，要在终始；故能知终始，一言而毕，不知终始，针道咸绝。""凡刺之道，毕于终始。"这里的"终始"并非后世所说的经络的起和止，而是《灵枢经》第九篇《终始》。古人用一根小针在人体上扎一扎就会出现神奇的疗效，能将复杂的天地万物用一个理来贯穿，这在外行人看起来是很玄的事，而这么玄的事关键就在《终始》这篇。只要掌握了《终始》篇，就可以通过实践来领悟医道，通过针灸的神奇效果确信医道的真实不虚，故而这一篇至关重要，不掌握这一篇，针道就只是理论，如果没有实践的验证那理论就是空洞的，没有说服性的。

从事针灸的医生往往容易走极端，要么针灸越搞越玄，用些玄而又玄且不能说清的理论使初学针灸者望而却步；要么就将针灸越搞越实际，不讲中医理论，全用西医知识来解释，使得大量的初学针灸者改学细致入微的局部解剖而不是中医经典。《终始》篇之所以为学习针灸的关键，就是因为这一篇不仅特别实用，直接从针灸的核心切入，而且又处处不离古人朴素的世界观，不离中医之道。针灸取效最核心的只有三点：①准确的辨证；②精准的取穴；③到位的补泻。无论理论多么玄妙，落实到针灸临床要想取得好的效果，这三者缺一不可。首先是准确无误地判断病人的病机所在，脏腑经络虚实情况；然后通过病人的病情，精准地知道该取用哪个穴位来纠正人体的偏差；最后在穴位上针灸，通过手法达到补则实泻则虚的效果，使本来虚的经络补实，使本来实的经络泻虚。这三个针灸的核心都详细记录在《终始》里，非常重要。然而后世很多不明"道"的针灸师，辨证求奇却不能精准选对穴位，手法花哨却达不到补虚泻实的作用。如果能对《灵枢经》深入学习，将经典的思维方式变成常规，就能体会到"能知终始，一言而毕"的深意。之所以能"一言而毕"，就是掌握了这种思维，拥有这种思维的人用一句话便可直指其精华，但没有这种思维的人听起来不过就是一句空话，乍听有道理，仔细分析又不知所云。"一言而毕"的说法并不夸张，是非常实在的。虽然同样说这句"精华"的话，如果是没有得道的人说出来，很容易让人感觉做作，但是得道的人说，却让人感觉非常真实，有分量，而且能产生一些共鸣。

谨奉天道，请言终始——如何诊断人体邪气所在

在讨论《终始》之前要做一个准备，因为在《终始》

中有言：不能直接传授给别人该篇的内容，"必先通十二经脉之所生病，而后可得传于《终始》矣"。所以在学习《终始》之前，必须先熟练掌握《灵枢经·经脉》中所记载的每一经的是动病与所生病。除了这些还需要记住《灵枢经·本输》所要求掌握的内容："凡刺之道，必通十二经络之所终始，络脉之所别处，五输之所留，六腑之所与合，四时之所出入，五脏之所溜处，阔数之度，浅深之状，高下所至。"具体知识就是十二经脉的循行路线，十五大络的分歧位置，五输穴的定位，六腑下合穴的位置，随着四时变化经脉的变化，五脏之间的气血流注次序，五脏背俞穴的位置，脏腑之间的相合关系，每条经脉的长度，每个骨骼的长度，每条经脉的深浅。这些都是针刺的基础，每个知识都必须牢牢掌握，缺一不可。如果还没有掌握这些基本功，建议先补习一下，具备了这些知识才可以畅谈《灵枢经·终始》。

> "终始者，经脉为纪。持其脉口人迎，以知阴阳有余不足，平与不平，天道毕矣。所谓平人者不病，不病者，脉口人迎应四时也，上下相应而俱往来也，六经之脉不结动也，本末之寒温相守司也，形肉血气必相称也，是谓平人。"

察色按脉先别阴阳。无论是针刺还是开中药，诊病之首就是判断病人阴阳的盛衰，最先是通过人迎气口诊法来确定。如果是正常人，应该满足下面的要求：①脉口与人迎大小相等，并与四时变化相应，春夏人迎微大，秋冬气口微大。这说明阴阳匀平，未相倾。②上下相应，即寸关尺三部没有偏差，并且应四时春微弦、夏微洪、秋微毛、冬微石。③六经脉不结动，即手三脉寸口、合谷、神门，足三脉冲阳、太冲、太溪，这六脉大小齐等，没有独大独小，没有结代。④本末寒温一致。"木"字下面加一横为"本"，上面加一横为"末"，树根为树之本，《灵枢经·根结》中言四肢末梢为经脉的根，头面腰腹为经脉的结，本末寒温一致就是全身上下体温一致，无内外寒温差异。⑤形肉血气相称，即脉与形体相称，稍胖之人脉稍沉，稍瘦之人脉稍浮等。满足上面五个条件，说明人体气血阴阳平衡，可以算是健康人，即平人。

"少气者，脉口人迎俱少，而不称尺寸也。如是者，则阴阳俱不足，补阳则阴竭，泻阴则阳脱。如是者，可将以甘药，不可饮以至剂。如此者弗久不已，因而泻之，则五脏气坏矣。"

　　并非所有人都适合针刺，因为小针虽为细物，但调动人体气血的力量巨大，在人体气血非常少的时候，不适合针刺。这些人的脉诊特点是脉口人迎都少，这里的少是指脉管里的气血少，而非指脉搏的大小，即关前一分的脉或是特别细，或是只摸到软软的浮大的脉管，感觉脉管内空空如也。张仲景形容这两种脉一种是"脉萦萦如蜘蛛丝"，一种是"脉瞥瞥如羹上肥"。摸到这两种脉说明人体当下非常虚劳，《金匮要略》中言"脉大为劳，极虚亦为劳"，这种人气血非常少，没有物质可以化生气血，也就没有办法调动气血，因此治疗只可用味甘且静的中药填补气血，不可用动气的中药，也不可用针动气，仲景的甘麦大枣汤就是一个非常好的填补气血的方剂。并且治疗这种病需要待七日一阳来复方可有起色，一两日难图有效。这种病人的一线生机全系于医者之手，一旦医生用药或用针动气而泄气，那病人就很难康复了。如果脉象极虚但稍有胃气，可以用《灵枢经·海论》中记载的针刺四海的方法治疗，不过，现在临床中很难见到不宜针刺的虚劳病了。

　　　　"人迎一盛，病在足少阳；一盛而躁，病在手少阳。人迎二盛，病在足太阳；二盛而躁，病在手太阳。人迎三盛，病在足阳明；三盛而躁，病在手阳明。人迎四盛，且大且数，名曰溢阳，溢阳为外格。脉口一盛，病在足厥阴；一盛而躁，在手心主。脉口二盛，病在足少阴；二盛而躁，在手少阴。脉口三盛，病在足太阴；三盛而躁，在手太阴。脉口四盛，且大且数者，名曰溢阴，溢阴为内关，内关不通死不治。人迎与太阴脉口俱盛四倍以上，命曰关格，关格者与之短期。"

人迎气口诊脉法在前面已进行了详细讲解。人迎一盛说明病人当下处于少阳状态，同时也说明人体所有经脉中，最盛的一条经脉是足少阳胆经，气血偏于足少阳，那么与这条经正相对的足厥阴肝经就是人体最虚的一条经脉，其他状态以此类推。脉象如果安静就病在足经，脉象如果躁动就病在手经。"天为阳，地为阴，腰以上为天，腰以下为地"，天动地静，这种脉象躁的感觉很难用语言形容，躁脉不同于数脉也不同于急脉，就是脉搏躁动不安的感觉，这说明病在天气而非地气，临床上手经病少于足经病。这样通过脉诊就确定了人体当下最盛的一条经与最虚的一条经，但这时还不能就此下结论，还需要再确定一下，因为有可能病人的脉搏受到了一些不可测的因素干扰。《灵枢经·经脉》篇中记载了每一经的是动病与所生病，如果病人所描述的"实"的症状符合最盛一条经的是动或所生病证，"虚"的症状符合最虚一经的是动或所生病证，则说明对这个病人当下状态的判断是准确的，可以进一步治疗。

这里需要说明的是，腰痛未必就是少阴或太阳病；腹痛也未必就是太阴或阳明病，要仔细分析判断，这种判断需要有很扎实的把握阴阳的基本功，我也经常用《伤寒论》中记载的六经病的症状判断，也很准确。

凡刺之理，经脉为始 —— 精确判断该补泻的经脉

继续谈治疗之前我们还要加深对经脉的理解。这里我要强调的是人体实质的经脉只有十一条，我是指实体有脉气的经脉只有十一条，大家看到这里不要急着反驳我，平心静气放下刚学中医时就被灌输的知识，循着古人的思维来看看人体。

前文曾提到过，古人认为人是天地二气交合而生，因此人体必然包含天地的一切信息，是天地的缩影，即人身就是一小天地，天地的道就是人身的道。这种思维是《黄帝内经》的主干思维。

"本乎天者，天之气也，本乎地者，地之

气也，天地合气，六节分，而万物化生矣。"
（《素问·至真要大论》）

"天有阴阳，人有十二节。天有寒暑，人有虚实。"（《素问·宝命全形论》）

"夫圣人之起度数，必应于天地，故天有宿度，地有经水，人有经脉。"（《素问·离合真邪论》）

"天有日月，人有两目；地有九州，人有九窍；天有风雨，人有喜怒……"（《灵枢经·邪客》）

类似的论述还有很多，在这里就不一一赘述了。而且这种思维也是先秦时期的思维方式，起源很早，《管子·内业》篇里就说："凡人之生也，天出其精，地出其形，合此以为人。"人为天地之气交感所生，并且是天地之气的缩影，天地之气的数量就是"五运"加"六气"一共十一种，故人体当只有十一条经脉。再细说，古人认为天地之气由十天干和十二地支组成，十天干代表天气，十二地支代表地气，天气与地气交合而成人，《灵枢经·阴阳系日月》就将人体的所有经脉和天地之气相系，腰以上手经系十天干，腰以下足经系十二地支，十天干加十二地支一共是二十二，就是十一对，故人体只有十一对经脉。古人将这种思维运用到各个领域，子平易理就是这一思维的运用。人出生这一瞬间的天地之气的偏差，反映人所受的天地之气的偏差，借用出生时年、月、日、时的天干与地支表示这种偏差，通过四组天干与地支配合时运推演人的运势，即俗称八字。在古代的思想里，天气与地气或阴与阳的数量有差异，"天以六为节，地以五为制"，如此天地之气方能因为这个差异而流转，五运六气、十天干十二地支、九宫八风、五脏六腑等，天地之数如果没有这个偏差则气就不会流转，因此手足经脉的数量也当有偏差，人体经脉当由五阴经与六阳经组成。

除了前文说的《阴阳系日月》中记载人体只有十一条经脉，《本输》中也只记载了十一条经脉的出、溜、注、行、入，最重要的马王堆出土的《足臂十一脉灸经》与《阴阳十一脉灸经》都记载人体只有十一条经脉。这两部最新出土的《灸经》有很多学者并不重视，但我反复阅读多次，发现这两本灸经的理论体系非常成熟，并且并不与《内经》冲突，绝非未成熟的半成品。

五运六气中，五运为木、火、土、金、水，在罗盘上为了配上六气，就成为木、火、土、金、水、火，火分为实火的君火与虚火的相火。现在相火的概念被玄解到不知究竟为何的程度，其实相火就是没有实质的空位子。天气的火有少阴与少阳两个，地气的火只有一个，是真实的君火，在罗盘上地气有六个位置以安置六种天气，相火为空位子，只有名没有实，是为了有六个宫位以排布六气而增的一个空位子，故"君火以明，相火以位"。相应的在人体的阴经有两个属火的经脉，手少阴心脉与手厥阴心包络脉，这两个火一个为真实的、一个为虚的，在《足臂十一脉灸经》中臂少阴脉的走行路线与《灵枢经·经脉》记载的手厥阴脉走行大体相同，手厥阴脉为实。在《内经》所有记载脉气出入、流布的文字中都没有说手少阴心经的流布，心经是只有位置没有脉气的空隧道，因为心经没有脉气，故心不病，凡病皆为心包代君受邪，手少阴心经只有其循行部位的隧道损伤，"外经病而脏不病"，故在《内经》中心经没有腧穴，"手少阴之脉独无腧"，只有一个位于"掌后锐骨之端"的穴位，该穴以用来治疗外经的损伤，心经的特定五输穴为后人所加，非经典之意。

总之，人体有十二条经脉隧道，却只有十一条经脉内有脉气，凡是需要泻心火都泻手厥阴，《金匮要略》中亦记载"此心气实，当刺泻劳宫及关元"，泻心气的劳宫为手厥阴经脉气所发之穴位，所以真正的经脉是去除了手少阴心经的十一脉。明白了经脉下面可以继续谈治疗了。

"人迎一盛，泻足少阳而补足厥阴，二泻一补，日一取之，必切而验之，疏取之上，气和乃止。人迎二盛，泻足太阳而补足少阴，二泻一补，二日一取之，必切而验之，疏取之上，气和乃止。人迎三盛，泻足阳明而补足太阴，二泻一补，日二取之，必切而验之，疏取之上，气和乃止。脉口一盛，泻足厥阴而补足少阳，二补一泻，日一取之，必切而验之，疏取之上，气和乃止。脉口二盛，泻足少阴而补足太阳，二补一泻，二日一取之，必切而验之，疏取之上，气和乃止。脉口三盛，泻足太阴而补足阳明，二补一泻，日二取之，必切而验之，疏而取之上，气和乃止，所以日二取之者，太阴主胃，大富于谷气，故可日二取之也。人迎与脉口俱盛三倍以上，命曰阴阳俱溢，如是者不开，则血脉闭塞，气无所行，流淫于中，五脏内伤。如此者，因而灸之，则变易而为他病矣。"

已经用人迎气口脉法知道了人体最盛与最虚的经脉，治疗就简单了：泻掉人体最实的经脉，补足人体最虚的经脉便可。少阳病的治法为泻足少阳补足厥阴；太阳病的治法为泻足太阳补足少阴；阳明病的治法为泻足阳明补足太阴；厥阴病的治法为泻足厥阴补足少阳；少阴病的治法为泻足少阴补足太阳；太阴病的治法为泻足太阴补足阳明。这是永远不改的大法，千万不要自以为聪明而修改法度，必须要牢牢记住。这里还有"疏取之上"的问题，比较晚的《灵枢经》版本记载为"躁取之上"，"疏"与"躁"字比较相似，早期本的《灵枢经》及《针灸甲乙经》均记载为"疏取之上"。"疏者通也"，如果取疏通作用就取手经的经脉，因为腰以上为天气所主，天气非常轻灵，动性很强，人手远灵活于足，就因为其轻灵疏通经脉的效果非常好。如果是因为外伤等造成局部经脉损伤，导致经脉不通，欲疏通不通的经脉也可以取同名经的手经。我在临床治疗单纯的闪腰、岔气、落枕、扭脚等，只要按部位找到损伤经脉，针刺手同名经很快就可以缓解疼痛，而且不会复发。

四时之气，各有所在——精确判断该补泻的穴位

在临床上，只知道该针刺哪条经脉是不够的，还要知道该刺经脉上的哪一个穴位。这里首先要说明的是胸、腹、肩、背部的穴位不是经脉穴，只是这些穴位正好与经脉走行部位重合，《内经》没有把这些穴位归为经脉穴，肾俞、肺俞等穴位不是膀胱经脉气所发的穴

位，没有调节膀胱经气血的作用。经脉脉气所发的穴位主要集中于肘膝关节以下，这些穴位主要是"五脏五腧，五五二十五腧；六腑六腧，六六三十六腧"，这些穴位就是井、荥、输、原、经、合，五阴经原穴与输穴重合为一穴，不仅经脉数量上阴经少一条，就是经脉上的腧穴数量阴经也少一穴，可见中医处处均合天地道理。

在继续讲如何精准选穴之前，请读者自学一下《灵枢经·本输》，记住这些特定穴的定位，有几个穴位《内经》与针灸学教科书所取的位置有差异，应以《本输》内容为准。

> "以主五输奈何？岐伯曰：脏主冬，冬刺井；色主春，春刺荥；时主夏，夏刺输；音主长夏，长夏刺经；味主秋，秋刺合。是谓五变以主五输。"（《灵枢经·顺气一日分为四时》）

《内经》的选穴是根据四时而定，就是冬刺井、春刺荥、夏刺输、长夏刺经、秋刺合。这里千万不要理解错了，认为冬天的时候所有病人都针井穴，这个一定是错的，我们不是给天地治病而是给人治病，所以这个"冬"不是指天地处于冬天，而是人身的血气处于冬天状态，就是说如果病人当下处于冬天的水象，就针刺井穴。当人处于冬天其脉象特点为"冬脉石"，外象也是冬天凋零的象，特点为"诸病水液，澄彻清冷"，病人的疼痛特点为寒痛。冬气在骨，即人处于冬状态，气血多收敛于骨，所以病变部位多为骨，病人多表现为骨痛。其余几种状态以此类推。当人处于春天木象，针刺荥穴，脉象特点为"春脉弦"，外象为拘紧象，特点为"诸风掉眩""诸暴强直"，疼痛特点为不舒展的紧痛，春气在筋，病变部位多为筋，病人多表现为筋短或筋痛；当人处于夏天火象，针刺输穴，脉象特点为"夏脉钩"，外象为过盛的亢奋象，特点为"诸热瞀瘛""诸痛痒疮""诸禁鼓栗，如丧神守""诸逆冲上"……疼痛特点为过盛拥堵的胀痛，夏气在脉，病变部位多为脉，病人多表现为脉不通的郁堵感；当人处于长夏土象，针刺经穴，脉象特点为"长夏脉代"，外象为黏腻不爽象，特点为"诸湿肿满"，疼痛特点为不能运化的痛而沉重，长夏气在肉，病变部位多为肉，病人多表现为膏肥脂厚的沉重；当人处于秋天金象，针刺合穴，脉象特点为"秋脉毛"，外象为凋落之象，特点为"诸气膹郁"，疼痛特点为内里空虚的空痛，或隐痛，或麻，或木等，秋气在皮毛，病变部位多为皮肤，病人多表现为弥漫的表浅的疼痛。

> "暮世之治病也则不然，治不本四时，不
> 知日月，不审逆从，病形已成，乃欲微针治其
> 外，汤液治其内，粗工凶凶，以为可攻，故病
> 未已，新病复起。"（《素问·移精变气论》）

就是说后世治病已经不知谨守四时，乱治一通，旧
病不已，新病复起，关于这种本于四时的选穴治病法贯
穿《内经》选穴的始终，并用大量的篇章告诫不以此针
会出现很严重的后果，下面简单引用一下。

> "帝曰：春取络脉分肉何也？岐伯曰：春
> 者木始治，肝气始生，肝气急，其风疾，经脉
> 常深，其气少，不能深入，故取络脉分肉间。
> 帝曰：夏取盛经分腠何也？岐伯曰：夏者火
> 始治，心气始长，脉瘦气弱，阳气留溢，热熏
> 分腠，内至于经，故取盛经分腠，绝肤而病去
> 者，邪居浅也。所谓盛经者，阳脉也。帝曰：
> 秋取经俞何也？岐伯曰：秋者金始治，肺将
> 收杀，金将胜火，阳气在合，阴气初胜，湿气
> 及体，阴气未盛，未能深入，故取俞以泻阴邪，

取合以虚阳邪，阳气始衰，故取于合。帝曰：冬取井荥何也？岐伯曰：冬者水始治，肾方闭，阳气衰少，阴气坚盛，巨阳伏沉，阳脉乃去，故取井以下阴，逆取荥以实阳气。故曰：冬取井荥，春不鼽衄，此之谓也。"（《素问·水热穴论》）

"是故春气在经脉，夏气在孙络，长夏气在肌肉，秋气在皮肤，冬气在骨髓中。帝曰：余愿闻其故。岐伯曰：春者，天气始开，地气始泄，冻解冰释，水行经通，故人气在脉。夏者，经满气溢，入孙络受血，皮肤充实。长夏者，经络皆盛，内溢肌中。秋者，天气始收，腠理闭塞，皮肤引急。冬者盖藏，血气在中，内著骨髓，通于五脏。是故邪气者，常随四时之气血而入客也，至其变化不可为度，然必从其经气，辟除其邪，除其邪则乱气不生。

"帝曰：逆四时而生乱气奈何？岐伯曰：春刺络脉，血气外溢，令人少气；春刺肌肉，血气环逆，令人上气；春刺筋骨，血气内著，令人腹胀。夏刺经脉，血气乃竭，令人解㑊；夏刺肌肉，血气内却，令人善恐；夏刺筋骨，血气上逆，令人善怒。秋刺经脉，血气上逆，令人善忘；秋刺络脉，气不外行，令人卧不欲动；秋刺筋骨，血气内散，令人寒慄。冬刺经脉，血气皆脱，令人目不明；冬刺络脉，内气外泄，留为大痹；冬刺肌肉，阳气竭绝，令人善忘。凡此四时刺者，大逆之病，不可不从也，反之，则生乱气相淫病焉。故刺不知四时之经，病之所生，以从为逆，正气内乱，与精相薄，必审九候，正气不乱，精气不转。"（《素问·四时刺逆从论》）

"故曰：病有在毫毛腠理者，有在皮肤者，有在肌肉者，有在脉者，有在筋者，有在骨者，有在髓者。是故刺毫毛腠理无伤皮，皮伤则内动肺，肺动则秋病温疟，泝泝然寒慄。刺皮无伤肉，肉伤则内动脾，脾动则七十二日四季之月病腹胀，烦不嗜食。刺肉无伤脉，脉伤则内动心，心动则夏病心痛。刺脉无伤筋，筋伤则内动肝，肝动则春病热而筋弛。刺筋无伤骨，骨伤则内动肾，肾动则冬病胀腰痛。刺骨无伤髓，髓伤则销铄胻酸，体解㑊然不去矣。"（《素问·刺要论》）

《灵枢经·九针十二原》从另一个角度提出了取穴

的总纲，其取穴结果与四时取穴同，只是切入点稍有差异。

> "凡将用针，必先诊脉，视气之剧易，乃可以治也。五脏之气已绝于内，而用针者反实其外，是谓重竭，重竭必死，其死也静，治之者，辄反其气，取腋与膺；五脏之气已绝于外，而用针者反实其内，是谓逆厥，逆厥则必死，其死也躁，治之者，反取四末。"（《灵枢经·九针十二原》）

大体意思为凡用针之前必须要诊脉，通过诊脉，看气的情况才可以用针。五脏之气已绝于内，脉象特点为浮散无力，脉管内里空虚，此时不可以用针刺四肢末梢，治疗选穴应为靠近腋与膺的部分，如果脉象稍空可以取肘膝关节附近的穴位，脉象越实越往四肢末梢取穴。同样五脏之气已绝于外，脉象特点为沉紧，此时不可以针刺内里的穴位，治疗方法为针四末，如果脉象稍实可取指关节附近的穴位，脉象越虚越往肘膝方向取穴。

选穴还有一个小问题，是关于"两泻一补""两补一泻"的。《灵枢经》中提及这个"两"与"一"是指针刺的穴数，"两泻"就是指对两个穴位用泻法，"一补"就是指对一个穴位用补法。从原文中可以看出无论什么病，阳经都是刺两穴而阴经都是刺一穴。五输穴每个特定穴都对应特定的时象，每个病人当下都只能处于一个时象，表里经的五输穴只能各选一个治疗特定时象的穴，这样阴经与阳经各选了一个穴，还需要在阳经上再选一个穴，这个穴位一定不能对应时象，那就是阳经的原穴。"诸原安合，以致六输？岐伯曰：原独不应五时，以经合之，以应其数。"（《灵枢经·顺气一日分为四时》）说明原穴就是为了应"两泻一补""两补一泻"中的二数，故每一经病的治疗选穴为：阳经的特定穴、阳经的原穴、阴经的特定穴。

明白了应该补泻的穴位，还需要知道补泻的顺序。选取的三个穴位并不是同时进行针刺，针刺的治病原理是用针来调整人体气血的分布，为了更好地调整气血分布，针刺要让气血的运行方向越专一效果越好，因此针刺的时候保持体内只有一根针效果最好，调整气血的力量最强，如果体内有两根针就分散了气血，会影响疗效。所以三个穴位必须一个一个针刺，不能同时针入。如果十二经脉每个经脉都同时各针一个穴位，并且都用同样的手法与同样的刺激量，这样的针刺不会有效果，无论是用补法还是泻法，人体的气血都不会重新分布，所以不会有效。就如同保健按摩一样，如果从头到脚按摩一遍，除了会感觉全身放松外不会有治病的效果。针刺顺序在《灵枢经·终始》中已详细记载了："阴盛而阳虚，先补其阳，后泻其阴而和之。阴虚而阳盛，先补其阴，后泻其阳而和之。"即针刺的顺序为：先针需要补的穴位，后针需要泻的穴位，这个顺序一定不能变。

我的经验是：针刺选穴，首先必须正确选取该补泻的经脉，这是取得疗效最关键的一步。如果选错了经脉，不仅仅治疗无效，有时候会因补泻搞反了而导致病情急剧恶化。在没有非常确定病变经脉之前，千万不要针刺，也不要抱着试试看的心理。针刺要求手如握虎，就是一定要谨慎，一旦针错，病人可能会有生命危险。经云针"能杀生人，不能起死者也"，不明道而用针杀人如挺刃，针调动人体气血的能力远远超过大家的想象，如果病人没有了胃气，我们是没办法用针救活的。只要选对补泻的经脉，即使是穴位上稍微有一点偏差针刺也会有效，当然如果穴位偏差大了也会有很大的副作用，尤其是病人脉很虚却针刺了井穴，或者脉很实却针刺了合穴，都会使病人病情恶化。选对经脉是取得疗效的前提，再选准穴位，针刺便可以有如风吹云般的特效。

补阴泻阳，音气益彰——详细的补泻手法

选准了需要补泻的穴位，就要进一步施行补泻手法了。针刺不像中药，中药是只要辨证正确，药品没有掺假，无论谁只要处方正确都会有效。针刺则不同，即使辨证正确，也会因为针灸师的手法问题而产生疗效的差异。同样一个穴位，学生针刺可能没有效果，而老师就能有效。穴位定位的准度，针刺的角度，针刺的深浅，针刺的手法，留针时间的长短都是影响疗效的因素，下面一一说明。

穴位定位以《灵枢经·本输》的记载为准，但因人是活的，人和人是有差异的，不能过分死板地机械定位。《灵枢经·本输》只是记载了穴位的大体位置，当下这个病人穴位的具体位置还需要医者揣穴。古人将空窍皆用"穴"字表示，穴位所在的皮肤下面必然有凹陷，或空隙，或是有脉搏搏动等，所以无论取哪个穴位，针刺前都要在穴位附近揣摩一下，找到穴位后在体表做标记，然后针刺，我一般习惯用指甲轻轻切出一个"+"字作为标记。

针刺的角度，其实没有大家想象得那么复杂，《灵枢经·九针十二原》中明确说明："持针之道，坚者为

宝。正指直刺，无针左右。"就是说持针的时候一定要表现出针的坚性，持针要端庄严肃。医者持针时病人如果感觉畏惧，那病人的气就很容易被调动，针刺效果会出奇的好。针刺要正指直刺，"直刺"是指垂直于皮肤刺入，不可让针尖偏左或偏右。因为穴位就在前面通过揣穴做标记的正下方，如果针尖偏了，或多或少都会影响疗效。

　　针刺的深浅与留针时间在《灵枢经·经水》里都给了明确的答案。针刺深度以恰到好处为要，并非越深越好。针刺的目的是用针刺激穴位，所以针的长短是用来治病的，不是用来炫耀的。

　　　　"夫经水之应经脉也，其远近浅深，水血之多少各不同，合而以刺之奈何？岐伯答曰：足阳明，五脏六腑之海也，其脉大血多，气盛热壮，刺此者不深弗散，不留不泻也。足阳明刺深六分，留十呼。足太阳深五分，留七呼。足少阳深四分，留五呼。足太阴深三分，留四呼。足少阴深二分，留三呼。足厥阴深一分，留二呼。手之阴阳，其受气之道近，其气之来疾，其刺深者皆无过二分，其留皆无过一呼。其少长大小肥瘦，以心撩之，命曰法天之常。

灸之亦然。灸而过此者得恶火，则骨枯脉涩；

刺而过此者，则脱气。"

　　针刺深度与留针时间严格按经典的要求进行，千万不要随意更改，我平时用 0.30mm×25mm 的一次性针灸针，这个型号的针能满足治疗绝大多数病证的需要，我也用这种小针抢救过许多急症病人。不要以为针刺越深越好，《内经》中言："针太深则邪气反沉，病益甚。"我一开始针刺的时候曾忽略了这个问题，经过几例针刺过深引起病情加重的教训后才坚信经典所言不虚。大部分穴位针到一定深度后，针下会有徐徐的得气感，这个得气感的深度每条经不同，每条经的针刺深度与经典描述的经脉深度基本一致，阳明经一般在针入六分左右会感觉到得气，而且这种得气的感觉往往比其他经明显，且得气感比较厚重，因为阳明经多气多血，其他经的穴位也会在其相应的深度感觉得气，得气感微有差异，手经的得气感位置很浅，且得气感也比较轻。千万不要猛地扎穿这个得气的感觉，如果我们不学习经典，随意针灸可能不会把病人治坏，可是一旦有能力调动病人的气，那就很容易因为细节没有注意好而针坏病人。关于针灸的留针时间，并非时间越长越好，大部分病都是达到《灵枢经·经水》中记载的呼吸数最好，留针时间长了反而伤气，个别病可适当延长或缩短针刺时间。足阳明经留针待病人呼吸十次后起针，其余留针时间亦以经中记载为准，针灸的每一个细节都决定针灸的成败。

下面要说的是针灸的另一核心——补泻手法，我们将《内经》中介绍补泻手法的篇章分析一下，看看补泻手法的原理和操作流程。

> "一方实，深取之，稀按其痏，以极出其邪气。一方虚，浅刺之，以养其脉，疾按其痏，无使邪气得入。邪气来也紧而疾，谷气来也徐而和。脉实者，深刺之，以泄其气；脉虚者，浅刺之，使精气无得出，以养其脉，独出其邪气。"（《灵枢经·终始》）

> "虚实之要，九针最妙，补泻之时，以针为之。泻曰必持纳之，放而出之，排阳得针，邪气得泄，按而引针，是谓内温，血不得散，气不得出也。补曰随之，随之意，若妄之，若行若按，如蚊虻止，如留如还，去如弦绝，令左属右，其气故止，外门已闭，中气乃实，必无留血，急取诛之。"（《灵枢经·九针十二原》）

> "泻必用方，方者，以气方盛也，以月方满也，以日方温也，以身方定也。以息方吸而

内针，乃复候其方吸而转针，乃复候其方呼而徐引针，故曰泻必用方，其气而行焉。补必用圆，圆者，行也，行者移也，刺必中其荣，复以吸排针也。故圆与方，非针也。故养神者，必知形之肥瘦，荣卫血气之盛衰。血气者，人之神，不可不谨养。"（《素问·八正神明论》）

"吸则纳针，无令气忤，静以久留，无令邪布，吸则转针，以得气为故，候呼引针，呼尽乃去，大气皆出，故命曰泻。帝曰：不足者补之奈何？岐伯曰：必先扪而循之，切而散之，推而按之，弹而怒之，抓而下之，通而取之，外引其门，以闭其神，呼尽纳针，静以久留，以气至为故，如待所贵，不知日暮，其气以至，适而自护，候吸引针，气不得出，各在其处，推阖其门，令神气存，大气留止，故名曰补。"（《素问·离合真邪论》）

"泻实者气盛乃内针，针与气俱内，以开其门，如利其户；针与气俱出，精气不伤，邪气乃下，外门不闭，以出其疾；摇大其道，如利其路，是谓大泻，必切而出，大气乃屈。帝曰：补虚奈何？岐伯曰：持针勿置，以定其意，候呼内针，气出针入，针空四塞，精无从

去，方实而疾出针，气入针出，热不得还，闭
塞其门，邪气布散，精气乃得存，动气候时，
近气不失，远气乃来，是谓追之。"（《素问·调
经论》）

通过以上《内经》中对补泻手法的记载，可知针刺
的补泻取决于进出针的时间、针刺的深度、针刺过程中
针的动静、进出针的速度，以及出针是否按压针孔。下
面我用相对通俗的语言详细说明一下针刺补法与泻法
的操作流程。

针刺补法：要求"静"。只有静才能养住气，使气
聚集于针下，如此则可使穴位所在经脉气血充实而达到
"补则实"的效果。

第一步，闭神。选准穴位后要在穴位上用手扪循、
切散、推按、弹怒、抓下等，目的是为了闭其神。通过
这些手法使皮肤不敏感，这样针刺透皮时没有痛感，病
人的气才不会被惊扰，只有气不被惊扰才会安静地聚于
针下。因此需要针灸师适当练习针刺透皮的手法，以使
针刺透皮柔和而快速，只有柔和而快速地透皮病人才不
会感觉到痛。如果针刺透皮瞬间病人感觉很疼，则说明
透皮失败，病人的气会因疼痛而散乱，此时须将针留于
表皮，待几个呼吸后，病人气平静下来再将针深入。

第二步，透皮。针刺透皮一定要选对时机，要在病人呼气快要结束时快速针刺透皮，此时只是针尖穿过皮肤，不可一下针刺过深，突然快速地深入很容易惊扰到气，所以这一步的关键是选准时机轻轻透皮。

第三步，徐内。在病人呼气的时候，缓缓将针推入，注意只是将针推入不可捻转。如果皮肤过紧阻碍针推入可轻轻捻转，但不可幅度过大。推入过程不可过快，一个呼气到不了穴位的深度也不要着急，等下一个呼气过程继续推入，直到得气或达到穴位所在的深度，这个过程一定要徐徐完成，不能过快而惊扰到气。

第四步，久留。到达穴位深度后不可松手，持针勿置，手一刻都不能离开针柄。因为在针刺过程中，皮肉被针下压而凹陷会产生回弹力，松手后皮肤回弹会将针弹离穴位，所以一定要用手抵住针，使针既不继续深入又不被弹出。如此不入不出，像蚊虻叮住皮肤一样安定于那里，手一定不能颤抖，针就这样安静地待在那里，不多加一点点力，也不减少一点点力，哪怕是一根头发的力也不可以增减，如此静静地数着病人的呼吸。每一经的留针呼吸数不同，就这样等待着病人完成一定的呼吸数，等待着气慢慢聚于针下而壮大。

第五步，疾出。留针满呼吸数后，待病人吸气的时候，迅速将针拔出，这种出针的速度要像绷紧的琴弦忽然断开一样快，出针的瞬间快速用干棉球按住针孔，目的是使积聚充足的气安住于经脉之中，不被带出。整个过程只有手巧而心审谛者方能完成，整个过程的最佳状态是病人感觉到医生在针刺，却不知道什么时候针刺进去，也不知道针多深，敏感的病人会产生徐而和的针感，这种针感会很舒服地传向远方。整个过程"静"是关键，医生心要静，针刺过程要静，病人的心要静，病人的气也要静，越安静效果越好。

针刺泻法：操作过程就是要"动"，使壅滞的气动起来。

第一步，透皮。泻法不需要闭神，透皮可以让病人感觉微痛，只是微痛，是要使气动起来而不可使气惊乱。待病人刚开始吸气时快速将针透皮，透皮亦不可过深。

第二步，疾内。透皮后稍静一下，待病人再吸气的时候，轻快地将针推入到得气或穴位所在的深度，这个深入的过程要在一个吸气中完成，既不可过快而惊着气，又不可过缓而使气滞于针下。

第三步，转针。针刺到穴位后，需要待病人吸气的时候转动针柄，待呼气的时候松手。转针的时候不能左右来回转，这样气虽被搅动但搅动得不明显。针应往一个方向转，其结果必然是滞针，这样在吸气的时候向一个方向滞针，呼气的时候松手针会轻轻往反方向回转一点，再吸气的时候再滞针，向一个方向转的力量不可过大，以病人感觉针下酸胀且能忍受为度。

第四步，徐出。 捻转到呼吸数后，待病人呼气的时候向回转动针柄同时摇动针柄，以使滞住的针松解，捻转摇晃的同时慢慢将针拔出，待呼气结束的同时针从体内拔出。出针之后针孔如果出血只要用干棉球拭去血便可，不可按压穴位。整个过程使气有条理的动是关键，既不可动得不及使气滞，又不可动得过剧而脱气。

注意事项：

1. 病人的呼吸过程一定要自然，要等到病人自然呼气或吸气而进针或出针，不能要求病人为了配合针刺而刻意呼气或吸气。因为在自然呼吸时全身的气与呼吸同步开合，针刺是根据全身气的开合而选择进针或出针的时间，所以一定是医生适应病人的呼吸节奏，而非病人适应医生。

2. 针刺过程医生一定要"属意病者"，医生不能东张西望，要正身并用严肃的目光注视病人的眼睛，病人的目光被医生盯住后便会感觉很不自在，病人就自然收住自己的目光，不会东张西望而是精神内收，如此针刺，医生既可以注视着病人的表情，调整手法的强度和防止病人晕针，又可以使病人的神内收而产生好的效果。如果医生不能收住病人的神，或者病人边针灸边聊天或玩手机等，会非常影响针灸的效果。

3. 针刺选择的补泻穴位如果正确，虚的穴位与实的穴位针下感觉会不同。刺虚的那条经络时，针入后会感觉针的四周比较空松，得气的感觉是气从针下缓缓流过；刺实的那条经络时，针入后会感觉针的四周比较饱满，得气的感觉是气把针用力顶起。

4. 针刺的深浅与留针的时间可以因人、因时适当调整，虚人补的时候适当针稍浅一点，实人泻的时候适当针深一点；胖人适当针稍深一点，瘦人适当针稍浅一点；天气温和适当稍浅一点，天气寒冷适当针稍深一点；过虚或过实的病人留针时间可以稍长一点，只是稍微有些虚实偏差的病人留针时间可以稍短一点；脉象滑利或充实的病人留针时间稍短一点，脉象黏涩或虚弱的病人留针时间稍长一点，一切以适度为好。

补则益实，泻则益虚——判断补泻手法是否成功

"刺之要，气至而有效，效之信，若风之吹云，明乎若见苍天。"针刺过程是否会有效，关键看是否气至，可以说气至与否是衡量针刺是否成功的标准。如果气不至则无效，如果气至其效果就会像风吹云一样快。我一

直以来都错误地理解了气至。我以前认为，气至就是指病人的针感传导到得病的部位，所以我曾经费尽心思地追求针感，以期能使针感传导到病变部位，但结果是很多病人即使没有针感一样很有效，而有些病人即使有了针感，甚至针感到达病变部位依然没效，因此我知道了针感不是针刺取效的必要因素，那真正的气至又是什么呢？《灵枢经·终始》篇给了答案。

　　"凡刺之道，气调而止，补阴泻阳，音气益彰，耳目聪明，反此者血气不行。所谓气至而有效者，泻则益虚，虚者脉大如其故而不坚也，坚如其故者，适虽言快，病未去也。补则益实，实者脉大如其故而益坚也，夫如其故而不坚者，适虽言快，病未去也。故补则实，泻则虚，痛虽不随针减，病必衰去。"

　　这就很容易明白了，所谓气至并非针刺的感传，而是脉象的变化。血脉不会因为针刺而瞬间补充或减少血容量，因此脉搏的大小不会变，但是脉搏的强度会因为针刺而发生变化。本来脉象为疏泄象，针刺之后必须要变成拘紧的象才意味着针刺结束；同样脉象为拘紧象，针刺之后必须变成疏泄象才意味着针刺结束，且这种变化必须是排除心理暗示之后的结果。如果原先病人脉象的拘紧程度有十分，针刺后哪怕仅剩一分的拘紧也必然反复，必须要彻底改变气的方向。很多刺激神经或针刺疼痛局部的针法，往往稍用手法很多痛证就可以即时缓解，如果这个疼痛是局部病变引起的，不牵扯到全身病，那这样针刺就是真的治好了疼痛。但实际上久治不愈的痛证大多都是全身病引起的，我们只要摸一下脉，脉搏没有发生质的变化，就可以断言即使现在疼痛消失，但痛证必然还会反复，因为脉象没有变化，就说明气的虚实未平复，引起疼痛的因素还在，病势未去，这只是暂时止住了疼痛，将来必然会复发，短则数小时、长则一周一定复发。如果针刺后脉搏发生了质的变化，绝大多数病人的不适症状会即刻大减或消失，只有极少一部分病人会在脉象发生变化后症状依然还在，只要我们确定脉象调整过来了，说明其病势已去，让病人回家休息，往往在睡一觉起来后病就会好很多。如果针刺两补一泻或两泻一补后脉搏没有发生变化，那绝不能停止针刺，要重新思考，在确定辨证无误的情况下不管针几次，一定要继续针，甚至可以延长留针时间，直到脉搏改变而发生气至为止。

如果诊脉发现针刺后病人的脉搏就是不发生变化，或者只发生微小的变化，待起针后又恢复原有状态，原因有以下几个：①首先要确定辨证是否正确，补泻手法是否正确。②要看看病人身体是否有瘀络，如果有瘀络就必须在调经脉之前决出，否则没办法对经脉进行补泻。这个瘀络就像河边的湖泊，如果不把湖泊里的水决出来，只是清掉河里的水，结果是湖泊的水很快又会把河填满，同样如果不清除河的水只是把湖泊的水清掉，很快湖泊也会被填满。经脉与瘀络也是这个关系，很多顽固的痹证往往是既有经脉病又有瘀络，我们治疗时既要泻掉血络又要调整经脉气血，两者缺一不可。清除瘀络需要注意几点：瘀络不等同于看得到的静脉血管，这些静脉血没有瘀阻不需要泻血，必须是那种怒张不通的血络，有多少就决多少，"审视血脉，刺之无殆"。清除瘀络不可泻血过多，血变则止，泻血一定要不伤新血。以我的临床经验，如果只泻掉瘀络而不调整经脉，病人往往会即刻缓解，效果非常明显，但是未来的反复是相当可怕的，这种反复之后的病情会比原先加重很多，因为瘀络与亢盛的经脉已经建立了一种疾病状态下的平衡，如果在没有确定能为病人建立新的平衡时千万不要打破这种平衡。③病人针刺前如果前服用过大量的兴奋类或麻醉类药物，一般针刺很难取效，用针刺调整病人的气血分布相对困难一些。常见的药物有各种糖皮质激素、解热镇痛药、麻醉药、毒品及致幻剂、有毒中药等。④很多恶病晚期的病人脉象没有胃气，针刺是很难达到气至的，"两军相当，旗帜相望，白刃陈于中野者，此非一日之谋也，能使其民，令行禁止，士卒无白刃之难者，非一日之教也。"这种情况，针刺也只是暂时缓解病人的痛苦而已。

经气已至，候其自护——如何保持疗效而不反弹

针刺的每一个细节在治疗上都很重要，将病人亢奋的经脉泻掉了，虚弱的经脉补足了，只是完成了针刺工作的一半，还有另一半工作现在很多医生并不重视，那就是注意事项，这也是影响疗效的一个因素。针刺后，一定要叮嘱病人需要注意的事项。

"必伏其所主，而先其所因"，就是治疗结束后一定要叮嘱病人祛除诱因，因受寒而得病的注意保暖，因生气而得病的要注意调整情绪，因不良饮食习惯而得病的需清淡饮食，因劳逸过度而得病的需要注意调整作息。用针治疗后，病人由疾病状态调整到健康状态，这个刚得到的健康状态是很不稳定的，必须去掉一切诱因，维持这个状态一段时间，使得这个状态彻底牢固后才可以放松要求。如在临床常见病中很多腰痛病人是因为劳累太多引起的，针刺后一定要让病人最少保证一天

不干累活，一天后才可以继续工作，但仍要注意不能劳动强度过大。

> "凡刺之禁，新内勿刺，新刺勿内；已醉勿刺，已刺勿醉；新怒勿刺，已刺勿怒；新劳勿刺，已刺勿劳；已饱勿刺，已刺勿饱；已饥勿刺，已刺勿饥；已渴勿刺，已刺勿渴；大惊大恐，必定其气，乃刺之。乘车来者，卧而休之，如食顷乃刺之。步行来者，坐而休之，如行十里顷乃刺之。凡此十二禁者，其脉乱气散，逆其营卫，经气不次，因而刺之，则阳病入于阴，阴病出为阳，则邪气复生。粗工不察，是谓伐身。形体淫泺，乃消脑髓，津液不化，脱其五味，是谓失气也。"

以上是《灵枢经·终始》要求的注意事项，大体而言就是针刺之前病人一定要平心静气，只有在气平静下来之后才可以针刺。针刺之后还是要平心静气，以维持住刚刚调稳的平衡。我曾在临床观察过很多病人，只要针刺之后病人去蒸桑拿或用热水烫脚，那么针刺的效果就会立刻消失。因此一定要让病人维持这种平衡一段时间，一般经过一次睡眠后这种平衡就会保持得很牢固，我们不能要求病人针刺完后永远不喝酒或不行房，只要病人身体允许，严格禁忌一天便可。叮嘱病人之后，针刺才算结束。

粗之守形，上之守神

上面介绍的便是《灵枢经》的纲领篇章《终始》的大体内容，掌握这个内容，便可以串起整个《内经》的针刺体系。所谓《终始》不是结束，而是旧知识的"终"与新思维的"始"。明白了针刺的治疗大纲，这只是一个开始，剩下还有很多内容需要自己去好好阅读填充，使整个体系融汇于心。这个体系在诊断方面还包括三部九候遍身诊脉法、阴阳二十五人、尺肤诊、五色诊等，治疗方面还包含缪刺、刺络穴、标本根结、背俞刺、四海、经筋刺等，在临床中这些都需要应用。这些内容涵盖了经典的大部分篇章，没有口诀也没有诀窍，必须将这些知识通通融化到自己的思维里，以至"慧然独悟，口弗能言"，来了病人可以很清楚该怎么选穴治疗，他的每一个不适症状是由哪里不和谐引起的，如何针刺对这个病人最好，哪种针法会有效，哪种针法只会缓解一时，哪种针法根本无效，这些都了然于胸，但却没办法告诉别人。

很多师弟学了《终始》的针刺方法后，起初非常膨胀，也会有几个非常神奇的针刺案例。接下来呢？就是停滞与退步，他们用公式化的思维套搬，这种思维根本没办法应对复杂多变的临床，而且即使正确地套用公式，针刺也开始变得没有效，这就是因为他在守形，"请言形，形乎形，目冥冥，问其所病，索之于经，慧然在前，按之不得，不知其情，故曰形。"在这种情况下，临床疗效的退步是个好事情，说明你需要静下心来多读读经典了。但从我的观察来看，往往结果却总是相反。这种疗效的不确定性会使本来膨胀的心变得烦躁，而急于找到快速治好病的答案，这时如果对经典没有强大的信心就很容易放弃。经典不会告诉我们哪个公式在学会后可以成为名医，中医也没有这样的公式，所以一定要管好自己的心，千万不要让它膨胀起来。

关于守形与守神的问题，针刺若要达到守神的阶段，必须经过长时间守形的基本功练习。中国古代文人过分强调神的意境，却容易忽略形的重要。射箭高手不用特意瞄准，就可以射中远处运动中的物体，当问及为何能达到如此出神入化时，射手会说我的神已经瞄准该物体了，就是这样轻描淡写的描述，使得很多人忽略了射手长年累月瞄准射靶的汗水。我们学习针刺也一样，要想达到守神，必须具备扎扎实实的守形基本功，熟练掌握人体的气血运行变化，能准确无误地判断病人当下的病机所在，选穴精准，手法纯熟，等等，一切都非常扎实之后，不用特意守神，只要将这些守形知识彻底融入思维中，就已经在守神了。

同学提问

问：《内经》介绍了九针，而师兄只说一种针——小针，是不是会有很多病小针治不了？

答：虽然在《内经》开篇便说古代有九针，但是可以看看整本书，九针中除了详细介绍小针的使用细则，其他八种针只是作为一种文献记载，只是说明古代有九种针，每一种针的形状与功用，却没有详细记载。《灵枢经·九针十二原》开篇就将小针的作用提高于其他疗法之上，或许因为其他针法创伤大等，经典的作者便大赞微针的好处，大有取代其他针具之势。"余欲勿使被毒药，无用砭石，欲以微针通其经脉，调其血气，营其逆顺出入之会。令可传于后世，必明为之法。令终而不灭，久而不绝，易用难忘，为之经纪。异其篇章，别其表里，为之终始。令各有形，先立针经。愿闻其情。"根据我的临床经验，从治病范围广、疗效好、创伤小、副作用少这几个方面看，微针确实是治病的最佳首选，我在临床可以用针治疗内、外、妇、儿各科杂病，均无所束缚。

问：您反复说不让我们选穴过多，而且还说针坏之后的副作用，可是现在大部分医院的针灸科，都是把人扎成刺猬一样，全身都是针，也没见到如师兄所言的副作用，为什么？

答：针刺取效的一个很重要的因素是针与体内的气发生感应，这个感应的前提是针不深不浅、不左不右、不早不晚，正好扎到了气的"机"，这个机早了没有，晚了就丢了追不上；针浅了够不到，针深了就泻了谷气。这个机只有真正懂针刺的医者才能找到，不知道这个机的医生怎么针也不会针到，即《灵枢经·九针十二原》所说："其来不可逢，其往不可追。知机之道者，不可挂以发，不知机道，叩之不发。"因此，若针刺没有得气，即使针再多的穴位，针刺也只会是金属入侵人体的外伤，不会有明显的治疗效果，故而你会看到这些医生选穴再多也没太大副作用。但是只要医生的针能与体内的气发生感应，并使气按医生的操作调整，就一定要谨慎，千万别把病人的气调乱了。以我的经验，不管怎么强调针刺细节的重要性，以及不重视细节会引起的不良反应，大家总是不能用心记住，待针刺过程中遇到了不良反应，才会铭记于心，通常会在失败几次后深信不疑。

我们明白了针刺原理在于调气之后，再看看针刺的起源。如果说针刺起源于古代劳动人民在劳动中误打误撞，我很难相信，因为这种误打误撞又正好撞到气机上的可能性太小了，很多医生针刺像插秧一样，每天针几百根针，却很少能刺到气机上，因此仅仅通过误打误撞的经验不可能总结出如此完善而博大的针刺体系。

问：师兄如何看待"月生无泻，月满无补，月廓空无治"的问题，我们总不能在没有月亮的天数里不针刺吧！

答：这句话是很有道理的，只是你理解错了。"月满无补"并不是说在阴历十五前后针刺即使是需要补的病人也不能用补法，这明显是个错误。我们必须习惯《内经》的思维，《内经》说理总是天人相应，言天即是言人，言人也是言天，天地为大的人体，人体为小的天地。太阳运行对天地的影响是产生春、夏、秋、冬，对人体的影响是生、长、收、藏，所谓"春刺荥"就是人体处于春象时针刺荥穴。月亮对天地的影响是潮汐起伏，对人体的影响是气血的旺衰。月满的象对应人体就是气血旺盛的象，为脉管充盈的如满月的象；月缺的象对应人体就是气血衰少的象，为脉管干瘪的象。因此当人体处于气血非常充盛的月满象时，脉象特点为洪大有力，这时人体虽然有盛的经脉与虚的经脉，但虚的经脉也只是相对虚或微虚，我们不用治疗人体虚的经脉，针刺只泻实的经脉。当人体处于气血非常衰少的月缺象时，人体脉象特点或为浮而中空的上弦月象，或为沉而细微的下弦月象，这时人体气血非常衰少，虽然有盛的经脉与虚的经脉，但盛的经脉也只是相对实或微实，我们就不用治疗人体盛的经脉，针刺只补虚的经脉便可。当人体处于气血极度衰少的月空象时，人体已无气可用，就不能针刺了。

针刺对外界的要求没有后世所谓某日不宜针刺或某时辰不宜针刺之说，只有在外界温度极高时不能针刺，如果我们在桑拿屋里，病人的气血被热气熏得乱跑，根本不会听针灸师的命令，"无刺之热"。《终始》讲了针刺的常法，其他章节很多是在讲变法，我们必须要做到知常达变。

问：针刺井穴病人会感觉很疼，是否可以按《难经》所云需要补井穴时用合穴代替，需要泻井穴时用荥穴代替？

答：《难经》的针刺体系与《内经》大不相同。我个人的观点是《难经》是源于灸法的一套针刺体系。古代灸法容易留瘢痕，且痛苦大，在《难经》中用小针通过手法达到了与灸法同样的补泻效果，这套针刺体系与马王堆出土的那个体系一脉相承。以上仅为我个人观点。

如果整个辨证体系都用《难经》补母泻子的针法，用其他穴位代替井穴的方法就是正确的，但是如果用的是《内经》的针刺系统，却夹杂上《难经》的一些选穴方法，那就一定错了。真理只有在满足一定条件下才是正确的，如果选择用《内经》的针刺体系，则井穴有其不可替代的重要性。井穴是人体穴位中唯一正指直刺可以刺到骨头的穴位，是人体最深的穴位，像井一样深入骨头，其他穴位正确的刺法是刺不到骨的，如果针其他穴位刺到了骨则说明针错了。因此在治疗人体气极沉、已入骨的病上，井穴不可替代。刺井穴一定会痛，否则也不会有效果，但是不能在针刺时过痛，所以要求针灸师进针手法一定要快，针刺井穴一定要迅速地刺到骨膜上，骨膜表层附着一层神经，针碰到骨膜时的速度越快病人痛感越轻，当针抵达骨膜之后再行针，病人的痛感就减轻很多。正确选取井穴，可治疗许多久治不愈的疾病。

问：师兄说祛除体内瘀血的放血疗法，只要微微放出一些血便可，血变则止，但是现在临床上有很多医生大量放血，甚至哪里疼就在哪里放血，您如何看待这些治法？

答：我的观点可能有些偏颇，但我还是要表达出来。我个人认为大量放血属于绝气危生的治法，非常危险。在临床上我见到过很多依赖于这种疗法的病人，他们在放血后有一段时间会比较兴奋，但这种兴奋持续不了多久。这是因为丢失血液后人体要产生新血，在产生新血的过程中代谢要加快，即人体的气要快速运转以生成新血。虽然在短时间内可能会比较舒服，而且很多症状在生新血的过程中被掩盖了，不过待人体内的血液稍微恢复，这些症状会表现得更加厉害，于是又要继续放血。所以我说这属于典型的下工绝气危生的治法。还有对很多久寒痹证，有些医生喜欢在局部放血，但局部放血多不会出血，这时医生为了刺激出血，会在刺血的位置拔火罐，强行拔出一些黑血。如此泻血虽可以短时间缓解局部的瘀堵，但很多久寒痹证本来就是由于气不荣引起的疼痛，属于虚证，再泻血只会加重其虚，最后很多病人发展到不拔罐就难受，甚至出现局部知觉减弱的麻木疼痛，更有甚者会在经常拔罐的局部摸到一个非常僵硬的死疙瘩，周围肌肉都已经萎缩了。这些放血疗法已经偏离了中医思维，作为医生一定要保持明亮的眼睛，要识破那些过分夸大疗效的宣传，必须要在明理之后再治病。

问：师兄是否见过所谓的附体病，是否可以用孙思邈《千金方》中记载的十三鬼穴成功治疗？

答：附体病的病人表现为一过性的胡言乱语，或模仿故去者的语调说话，醒后对发病时的行为没有记忆，这在西方心理学家的眼中是明显的癔病，甚至严重者是精神分裂症。十三鬼穴的针法，我个人认为是由《素问·缪刺论》篇中记载的针法发展而来，对于这种情志病就是按照孙思邈的记载沿十三鬼穴依次针刺，没有什么秘诀，只要严格按书中记载操作便可，并在针刺的同时配合心理疏导，一般很快就能治好，且多数不会复发。

我曾治疗过多例民间所谓低等动物附体的精神病患者，用西方的心理学分析，这些病人都有一个被压抑的童年，他们的表现实为这些压抑的思想遽然爆发的结果；我也曾治疗过民间所谓故去亲人附体的精神病患者，用西方心理学分析，这些病人都是承受过巨大的心理创伤。总之，这些附体现象都有其心理不健全的因素，但还是有很多解释不了的现象，究竟附体现象的真实原因为何，我希望医者能客观地看待，不要迷信盲从。

第八章

———

拨开迷雾学中医

中医理论的迷雾

中医学博大精深，古往今来的医书可谓汗牛充栋，很多有志医家都著书立说，留下了自己对中医的体会。这些医家各领风骚，但理论上却互相矛盾，每位医家都相信自己掌握着唯一的真理，这真让后学者无从入手。因此，很多医生得出一个结论：中医理论只要你自己能画一个圆就是正确的，只要这套理论适合你就是好的。我不赞同这种说法，因为每个中医都能将自己的理论画一个圆，都能自圆其说，但只有少数能成为真正明理的临床大家。我觉得这句话应该改为：正确的理论是画了一个与经典《黄帝内经》完全重合的圆，只是用了不同的语言和切入点来描述这个圆，而错误的理论是自己画了一个圆，有的部分与经典重合，更多的是与经典背道而驰。

现在有很多纷杂的理论充斥在主流中医思维当中，如果举行辩论大赛，从医理上很难将任何一家驳倒。尤其现在资讯发达，各种理论更是铺天盖地，我们甚至不需要出门就可以看到图书馆里的所有资源，了解各家理论。这些诱惑性很强的理论让我们脑中掌握的知识越来越多，可是却越来越难分辨真伪。细看每一家似乎都言之有理，可是他们之间却相互矛盾。我们可以就现在流行的中医理论为例来看看这个问题。首先声明，我所反对的中医医理仅为以我现在的眼光看为错误的，而且只针对事不针对任何人。

前一段曾流行喝绿豆水治百病，我当时试着说服病人不要相信，因为从我的视角看这简直荒诞离谱，可是我真的说服不了病人，因为他会拿出一套理论：人体得病都是因为毒素代谢不出所致，而绿豆可以解毒，因此可以包治百病。我从理论上说服不了任何一个人，只有临床事实才会让人反思。这种吃绿豆治百病的理论还不算太出格，还有更离谱的，如有养生专家认为喝晨尿可以包治百病，并美其名曰"轮回酒，还元汤，闻其名，知其香，能补阴，能壮阳"。说简单了，就是世界上有一种药，既可以补阴，又可以壮阳，既可以有病治病，又可以无病强身，这种药就是自己的晨尿。对于深信的人，会找出一系列科研数据和理论支撑，就是为了让你相信这个理论的真实，但事实上它并不能达到这样的效果。也许你会认为老百姓没有分辨能力，但作为专业训练的中医学院学生应该能分辨出真伪吧。那再举几个主流中医的例子看看吧！

我也曾是火神派的狂热爱好者，看完火神派的资料使我热血沸腾，我狂热地认为癌症没什么了不起，只要温阳就可以解决；我也曾狂妄地认为温病学家都是"杀人的骗子"，天天只知用寒凉药伤人阳气；我也曾自大地认为金元四大家合起来都不值得一提。我以极大的热情，想通过火神派来拯救中医，最后是临床疗效的现实让我清醒了。并不是所有病都能以温阳来解决的。按照火神派的理论：阳虚病人需要补阳；阴虚病人可以补阳化阴；寒凝病人需要温阳化寒气；上火病人需要温阳以引火归原。不管什么病都必须补阳，而附子补阳就相当于补元气，医生只要把病人的元气补足，元气充足便可使身体强壮，并且会自动调理身体。我承认如采用温阳法，有效率会较一般大夫高，因为很多病人服完温热药后会感觉强壮，胃口好，并且脸色也会红润，很多疼痛可以缓解。病人以为有效，医生也以为对证。但是真正对自己临床负责任的医生，就会发现治愈率并不理想。就像有人说所有感冒的机理都为正虚邪入，麻黄附子细辛汤开太阳补少阴，可治疗一切感冒，虽然从医理上没法推翻，但疗效还是值得研究的，可能有很多人会吃好，但也有人会越吃越重。也有人说糖尿病血糖高的机理为阳不化阴，糖为阴邪，无阳则不化，而得糖尿病的病人都是老年人，因阳气弱才得病，因此附子理中汤是最好的降血糖方。但我在临床上应用后得出的结论是：大部分病人服用该药后血糖会一直上升，很少会下降。虽然医理很完美，无懈可击，但其实是自己画了个死圈。

医理混乱不仅出现在现代，古代也有很多，比如古代有医家对肾阴、肾阳大发阐释，强调坎离交通，认为一切病的最原始病因是肾阴或肾阳的不足，因此六味地黄丸与八味肾气丸这两个方就可以包治一切病，但是疗程需要长一些。这从医理上同样无法推翻，但经临床验证便知有效率不会太高。还有医家认为人体得病机理为瘀血内停，任何病都是血液循环不利所致，任何病都要活血化瘀，并承诺活血化瘀方的效果神奇。我初上临床时曾使用过很多活血化瘀的方法，有效率却并不高。还有现在大家都公认的理论是"久病不愈，责之脾胃"，即如果久病缠绵，可以开一个调理脾胃的方剂，让病人长时间守方治疗，过个一年半载的会有效。但从实际临床来看，没有几个病人能坚持下来，就是真坚持下来也未必有效，即使有效，那也很难分清是药物的功劳，还是每天服药时的心理暗示起的作用。还有一些医生自己发明一个方剂，认为这个方剂配伍很完美，健脾和胃、养心益肝、补肺固肾、左升右降、通营和卫，他们从医理上认为该方可以包治百病。我们必须负责任地说，包治百病是不可能的，如果真是如此就不需要医生了。

学得越多，离道越远

并不是低头努力学习就能成为明医，努力必须以正确的方向为前提。我遇到很多人反馈在刚开始学中医的时候，稀里糊涂地看病临床有效率比较高，但后来不知怎么回事，学得越多越不会看病了，有效率很低，越是拼命地学习医术反倒退步得越快。拔草拔得最卖力的庄稼汉，收成未必是最好的。在我看来，其中原因就是学习的方向错了，越学离医道越远，下面我们就来分析一下。

我知道读者可能不会相信知识丰富的专家反倒不如初学者看病水平高，那我就以一个简单的病例来试着说明初学与博学者思维方式的变化。

如来了一个病人，主诉胸胁支满、头晕、口苦，脉象沉弦有力。这种病人在临床很常见，如果是学医三年的学生，会很简单地辨证为肝气郁结，处方柴胡疏肝散或者小柴胡汤，服几剂后很快就好。如果是学医五年的中医，辨证就要复杂一些，可能辨证结果是少阳枢机不利，处方小柴胡汤，其实如果只开小柴胡汤原方很快也能治好，可是此时他脑中的中医辨证体系已经不像以前那么单纯直接了，我们试着模拟一下：他可能会怕小柴胡汤疏散太过，会损伤肝阴，需加点柔肝及养肝血的药，如芍药、当归；口苦为病人兼有肝胆的湿热，因此需加点清热利湿的药，如茵陈、龙胆草、薏苡仁、茯苓等。如此种种加减，犹如画蛇添足，损伤了小柴胡汤原有的药势，这时的疗效虽然有，但会相对慢一些。如果是学医超过五年的专家，思维方式就非常难琢磨了，他可能会想（只是可能，也有可能想得比我说的还邪乎），胸胁支满说明胸中大气不能运转，胸中大气不能运转而上则头晕，再加之现在的五运六气，太阴湿土主令，更难运化，所以处方是运化中土；当然再细想胸中大气不能运转与人体阳气不能布散有关，所以处方需壮元阳等等，如此思考一番，处方绝不在法，故而疗效反低。最要命的是这些人通过多年的努力，伴随知识的增长傲慢之心亦增长了，看不起别人的医术，斜着眼看开小柴胡汤的医生，听不得别人的劝告，最重要的原因是对辛苦所学到的知识不能放下，此即佛家所云"所知障"，老子所云"其出弥远，其知弥少"，张仲景《伤寒论·序》所云"多闻博识，知之次也"。看似掌握了一大堆知识，自己却深陷迷雾之中，因为方向错了而使医者迷失，道本身至真、至简，是人将其复杂化了。这里我需要说明的是，学习三年中医的学生虽然疗效稍好一些，但很大程度与运气和病种的复杂程度有关，学习五年以上的专家中不乏优秀的中医高手，不能一概而论。

分析出现迷雾的原因

古人夸耀一个人博学多用"学富五车"来形容，然而古人的书为竹简书，即使是满满五车书也没有现在中医教材的内容多。我们学习如此多的知识却达不到古人的医学造诣，是很值得每名中医医生反思的。我归纳大概的原因如下。

第一，现在社会整体氛围浮躁。在古代，每名医学大家都对经典仔细研读，均如孔子学习《易经》一样"韦编三绝"，十几年甚至几十年的学习经典后方有自己的体会，而现在很多人不愿意静下心来研读经典，总想通过短时间的学习便可领悟出一套独特的中医体系。很多人在打坐中或是看书时灵机一动，想到一个别人想不到的理论，反复思考后大加感慨，认为自己的理论发前人之未发，很有突破，并运用于临床。由于其在临床过程中对这套理论非常有信心，并且临床的目的就是验证理论的正确，由于这种内心的期待效应，便会仅记住自己的几个特效案例，于是就大加宣传，并希望引起同道的赞赏。由于太多的中医学习者都有这样的想法，所以导致现在有各种古怪理论，中医理论成了深不可测的浑水。

第二，现代的中医思维与古人思维相左。很多人学了某某医学大家的理论，可是用于临床却发现不效，于是开始诽谤该医家。殊不知如果要学习前人的医术不能只学他的形，更要学他的神，即他认识疾病的思维方式。我们现在见到疾病便会思考这个病怎么治，以感冒为例，我们会考虑这个感冒病人是风寒感冒还是风热感冒，通过辨证后用药，这与古人思维相去甚远。古人讲"上医治人，下医治病"，就是高明的医生不关心你得什么病，而是注重你体内的阴阳五行是否和谐，有病是身体的不和谐引起的，纠正身体的不和谐病便自然会好。我认识很多人，他们在读完一个医家的书后，便会在临床验证，如发现其方时而有效时而不效，便会认为该医家不究竟，于是转读别的医家的书，之后还是同样认为这个医家也不究竟，如此往复，孜孜不倦。其根本原因是没学到任何一个医家的神，没有与他们认识人体、疾病的思维一致。如果用自己固有的思维方式看待疾病，那么任何一个医家的方剂都不会发挥最佳效果。

第三，思维差异导致辨证方式出现问题。我们现在的辨证方式为通过病人诉说，列举病人的一切病证，然后医生通过望诊与脉诊综合分析，辨出一个证，对辨出的证选择治疗方案。而古人并不是这样看病，我们看一下汉代淳于意的医案便知古人如何看病的。

> 　　齐侍御史成自言病头痛，臣意（淳于意）
> 诊其脉，告曰："君之病恶，不可言也。"即出，
> 独告成弟昌曰："此病疽也，内发于肠胃之间，
> 后五日当臃肿，后八日呕脓死，成之病得之饮
> 酒且内。"成即如期死。所以知成之病者，臣
> 意切其脉，得肝气。肝气浊而静，此内关之
> 病也。
>
> 　　齐中御府长信病，臣意入诊其脉，告曰：
> "热病气也。然暑汗，脉少衰，不死。"曰："此
> 病得之当浴流水而寒甚，已则热。"信曰："唯，
> 然！往冬时，为王使于楚，至莒县阳周水，而
> 莒桥梁颇坏，信则揽车辕未欲渡也，马惊，即
> 堕，信身入水中，几死，吏即来救信，出之水
> 中，衣尽濡，有间而身寒，已热如火，至今不
> 可以见寒。"臣意即为之液汤火齐逐热，一饮
> 汗尽，再饮热去，三饮病已。

　　以上两个医案出自《史记·扁鹊仓公列传》，医理
精深，很值得我们仔细阅读。整篇传记所载病案的记录
方式与以上所列举两例大同小异，仅以此两个医案来分

析淳于意的看病方式，暂不涉及医理分析。

　　御使成来看病说头疼，淳于意诊完脉后便对病做出诊断，说明病是因为醉以入房所致，并预言疾病不治。当问及淳于意为何如此判断，淳于意描述了病人的脉象，并分析了脉理。又来了一个病人，淳于意诊完脉后说出了病人的病名与病因，通过病人验证果如所言，即处方，三剂病愈。整本医案中淳于意对疾病的病因、病性及预后的判断全是通过脉象。下面再看一下张仲景的医案。

　　　　"问曰：证象阳旦，按法治之而增剧，厥逆，咽中干，两胫拘急而谵语。师曰：言夜半手足当温，两脚当伸。后如师言，何以知此？答曰：寸口脉浮而大，浮为风，大为虚。风则生微热，虚则两胫挛。病形象桂枝，因加附子参其间，增桂令汗出。附子温经，亡阳故也。"（《伤寒论》）

　　从内容可以看出，应该为弟子对老师（当为张仲景）治好的一个医案的提问，弟子问有一个病人经别人治疗加重，老师诊完后处方并告知病人半夜就会好，结果和老师所言一样，学生不解。老师回答了这个病人脉象特点并分析脉理，可以看出张仲景对人体疾病的认识主要通过脉象，而非症状。

通过汉代医家的医案，我们可知汉代大医看病方式为病人告知主要症状，医生通过脉诊，判断病人的兼证和病因，如果病人反馈的兼证和病因与医生判断的一样，证明脉诊正确，便可处方并对预后做判断。我们现在的辨证方式是：主证＋兼证1＋兼证2＋…＋舌象＋脉象→辨出一个证→根据辨证处方是否有效来验证辨证是否正确。而古人的辨证方式是：主证＋脉象→推出可能的兼证与病因→通过兼证和病因判断辨证是否正确→处方，并明确地对预后做出判断。相比之下现在的辨证方式对经验的要求较高，而且不确定性较大，而古代的辨证方式对医理要求较高，确定性很强，并对预后有明确的判断。

下面看《兰室秘藏》的记载，分析一下李东垣的用方思路。

"（调中益气汤）治因饥饱劳役损伤，脾胃元气不足，其脉弦、洪、缓，而沉按之，中之下得时一涩。其证四肢满闷，肢节疼痛，难以屈伸，身体沉重，烦心不安，忽肥忽瘦，四肢懒倦，口失滋味，腹难舒伸，大小便清利而数，或上饮下便，或大便涩滞，或夏月餐泄米谷不化，或便后见血，或便见白脓，胸满短气，咽膈不通，痰唾稠黏，口中沃沫，食入反出，耳鸣耳聋，目中流火，视物昏花，䀲肉红丝热壅头目，不得安卧，不思饮食并皆治之。"

调中益气汤每个中医大夫都在用，很多大夫都用一两黄芪、一两党参，加减亦随意为之，往往时效时不效。观东垣所用调中益气汤的黄芪、人参之量不过一钱，加减有严格法度，却会有桴鼓之效。通过对上面条文的分析便可知李东垣用此方的思路。金元时期社会动荡，凡是颠沛流离、饥饱无常的病人，摸脉得"弦、洪、缓，而沉按之，中之下得时一涩"，只要验证有列举的症状中的几个，便是调中益气汤证，如法加减，则此方必效。我于临床常遇此证，常开调中益气汤原方或稍微加减，此方疗效不可轻视。现在医生开调中益气汤往往是通过病人主诉身重乏力等症状，便辨证为脾胃虚弱，故而所开之调中益气汤即使量大也难以取效。

分析一下古今医书的书写体例，现流传较早版本的《黄帝内经》，一本是杨上善所著《太素》，一本是王冰著《素问》，两本书的篇章顺序均是先言医理养生，然后是脉理，然后是对各个具体病和症状的分析。可以看出《内经》作者对脉诊非常重视。《伤寒论》的书写也是先平脉法、辨脉法，然后是辨某某病脉证并治，先脉，然后是证，最后是治。故而《伤寒论》的很多条文即使症状完全对上了，用方也往往不效，就是因为没有掌握核心——脉。金元时期的医书，张元素的《医学启源》、李东垣的《脾胃论》、朱丹溪的《丹溪心法》都是先谈医理，后谈脉理，最后分谈各病的证与治。很多人看了张元素的书，只记得头痛需要用川芎，于是一见头痛便用川芎，亦是时验时不验，原因在于只有学会张元素的辨五脏脉法，然后在主方的基础上按此加减才会有较高的疗效。再到明代的《医宗必读》《景岳全书》等都是如此书写体例，再往后中医就混乱了。

拨开迷雾的方法

任何人说出的话，在经过多人传话后，就会失去原始的意思，很有可能再传回来的时候自己都不相信这句话是自己原先说的那句话。任何一个传承，在流传了上千年之后，难免会有基本概念的混乱，大多会失去其原始的意义，因此从后世书很难入经典的门。所以我还是要反复强调，学中医的重点要放下自己的一切知见，精心深入地学习经典。无论迷雾有多深，我们沿着经典指引的方向一步一步、脚踏实地地前行，最后一定能达到目的地。

我建议每一个学中医的人床头都应该必备几本中医经典，最起码要有《黄帝内经》《伤寒论》《神农本草经》，每天拿出固定时间，持之以恒地学习。以习武为例，习武之人必须每日练功，其目的是通过日复一日的锻炼，化掉自己身上的拙力。人的每一个动作都需要许多肌肉一起协调方能完成，而拙力就是肌肉之间不能协调所致，两个肌肉之间对抗使得力量达不到最专一的方向，练功的目的就是使每一个随意动作都是所有肌肉协调一致而发，没有对抗。就以冲拳为例，看似只是打出一个直拳，这里面却充满了玄机。拙力就是我们用尽力量从腰部开始发出力量，到了肩臂之后被肩部的肌肉阻断，然后又从肩部发出一股力量，到了胳膊又被胳膊阻断，又从胳膊从新发出一股力量，传到手腕，又被手腕阻断，最后虽然尽全力打出的拳却没有力量。习武者通过每日的站桩、简单动作的重复，就是要放下这些拙力，培养和谐的新力。使得同样的冲拳，力从腰部发出，或从脚底发出，经过一路的关卡，每一关卡都没有损伤地传递了这股力量，并在各个关卡补充上新的力量，使得这个力量到达拳掌时被放大了许多倍，发力者未觉发力，而力量却非常专一强大而深透，行家就是看你发力的和谐程度，将之作为判断功力的一个重要参考，不放下充满对抗的拙力就不会有和谐的新力。同样学中医经典亦是如此。我们有很多中医知识，这些知识就如同不和谐的肌肉群一样，它们互相对抗，使我们发力受阻，只要不舍得放下，经典智慧就不会彰显。我们放下自己思维中固化的知识，不停地用经典来冲刷自己的思维，以致这种思维与自身合而为一，最后融为自己身心的一部分。临证纵然疾病千变万化，也能从容应对。

大部分习武之人不能安心于单调乏味的站桩或简单动作的重复，总是喜欢求奇、求与众不同，但真正实用的还是能够与身体合一的简单动作。大部分学中医者亦是不能安心于只读经典，总喜欢追求玄奥难解的知识，于是各种稀奇古怪的学说兴起，而真正实用的还是与经典思维合一的简单的辨证能力。

明白了学习方向，我们就要从不同的经典中体会中医最基本的理、法、方、药。我们勤习《黄帝内经》所言之天地道理，以及一些诊察与纠正人体偏差的法，将这些理与法不断地在思维中加强，在看病时不需特意思考就会自然浮现。我们勤习《伤寒论》所言的各病治法与处方，体会每种病证之间的差异，每个方剂之间的差异，将这些了然于胸，临床就可以灵活选方。我们勤习《神农本草经》，体会常用药之间的微小差异，熟练掌握每味药的偏性，就可以在临床中精准选药。中医疗效的好坏，关键取决于基本功的扎实与否，即理、法、方、药的精深掌握程度，基本功越扎实，临床疗效就越好。

其实我将上面的学习方法告诉过很多人，结果他们很少有人能坚持学习经典。当问及为何不愿意将精力用于学习经典打好基本功时，他们总是抱怨学习经典太难了，很多《内经》理论读了许多遍还是不知所云，很多《伤寒论》条文就是不知道该怎么临床运用，最关键的是在遇到难题的时候连个可以请教的老师也没有，如果有个老师能手把手的教那该多好。有这些想法的人，都是因为不了解中医，中医是不可能被手把手灌输的，遇到问题别人没办法直接告诉你答案，没有捷径。下面就我个人观点谈谈古代中医的传承，借以解除这些人的疑虑。

中医的传承

中医的传承古往今来都是以师徒相传，学生跟随老师学习甚至吃住在一起，有的学生可能两三年就有成就，有的学生跟师十年也未得入门，老师具体的教学方法、教学时间、结业时间等一切因人而异，学习中医大体需经过几个过程。

第一，师徒互相寻找。老师必须要有非常高的水平，这个水平一方面包括看病的疗效，这种疗效要达到出神入化的境界；另一方面要有非常强大的精神力量与道德修养，老师的情感必须非常细腻灵敏，能够察觉出学生的微妙变化，能够预见学生进步路上各种潜在的危险，引领学生避免危险少走弯路。学生必须谦虚聪明做事有毅力并且孝敬父母，只有孝敬父母的学生才有可能安心跟随老师学习。茫茫人海中学生找寻着老师，老师找寻着好学生，好的学生遇到好的老师会非常兴奋，就好像飘荡的心可以安定下来的感觉一样；好的老师一旦遇到好的学生会更加的兴奋，这种兴奋如同找到失散多年的孩子一样。相遇之后便要共同开始一段医学的传承。

第二，拜师传医术。老师与学生会共同举行一种仪式，仪式或是祭拜祖师，或只是简单的学生为老师敬茶，或是做一个好好学习之类的宣誓等等，方式各异。这种仪式会拉近师徒的感情，明确师徒之间的关系，学生无论家族背景如何都要放下背景安心做一个小学生，老师要为学生的大部分行为负责。如此之后学生便要跟在老师身旁抄方，亦有老师考察一段时间后才允许学生跟诊抄方的。起初老师并不要求学生明白深层次的道理，只是要求学生背诵汤头、药性等基本知识，老师很少会长篇大论地说教与解释，只是让学生通过抄方来模仿老师，老师不期待学生发问，也很少会回答学生的问题。老师会耐心地看着学生笨拙的成长，偶尔会给予学生指示。达到中医高手的路是陡峭的，这需要老师给予学生信心，老师时时观察着学生，以防止学生走偏，漫长的路需要学生独自走完。学生在成长过程中遇到问题，老师很少会直接告诉答案，而是给学生启示让其自己找答案，甚至会无动于衷地看着学生痛苦的纠缠于很简单的问题。因为中医不仅仅是一门知识，更是一门需要体悟的智慧，无论老师怎么告诉学生，没有学生的体悟一切都为零。老师只能纠正学生产生错误的体悟，但没有办法代替学生体悟，知道问题的答案不是关键，关键是体悟到这个答案。一个好老师，不是直接把道理告诉你，而是给你一个空间，让你自己去发现它。有了问题寻找答案的过程看似艰难无用，待你自己找到答案之后才会发现，原来只有经历过找答案过程的人才能真正体悟这个答案，才会真正拥有和运用发现的答案。有了问题，从老师那里直接得到的答案，能记住多少呢？每一个问题的答案在经典里都有，只是看我们能不能体悟得到，同样的话没有体悟到之前无法引起你的共鸣，甚至感觉是废话，体悟之后就感觉到很珍贵。那些没有体悟的医生往往会批评经典，而体悟到的医生会用生命捍卫经典，经典的智慧必须要自己去证明。中医不可能发展成像西医一样量化的诊疗模式，也不可能画一个表格，每一个方对应上脉象、症状、病机等，或画一个表格将每一种病分为几个类型，遇到这种病就从备选方剂中找答案。这个病人为什么你会很确定就是这个方子有效，不是靠公式化的推导，而是对病人整体气机的体悟。

第三，经过长时间的模仿老师开方之后，学生的基本功日益深厚，对老师常用方剂的适应证和加减法都有准确地体悟，学生对这门医学技术掌握纯熟，处方七八成与老师相似，此时是很关键的时刻。很多学生便会开始自大，自满于自己的医术，尤其是德行不备、不守孝悌的学生此时一定会无比自大，由于他们在临床也会取得一定的效果，很多学生便会离开老师独自行医，以他们的基本功或许也会在地方上取得一些名声，他们会保守于自己得之不易的医术而不轻易外传。这种学生会在一定程度上接近老师，治疗小病往往会有与老师同样的疗效，但却无法超越老师，因为此时学生只达到了形似而未及神似，没有扎实的形似基本功没有资格谈论神似。对于有更高追求的学生便是传道的最佳人选，"得其人不传是为失道"，此时老师会用医道将所有的技术一以贯之，这个医道就是《内经》中的医理，这个医理以天地间的无限真理为依据，学生开始改造自己的思维，将天地之道融入自己的思维，以此思维观察与分析病人，以此思维处方，不再有以前死板的什么病怎么治疗的思路，去掉了套路化的东西。慢慢体悟经典的天地思维便放下了具体的技巧与知识，如此用方有了活性，同样的方剂因为这点活性会展现出神奇的疗效，医术会达到质的飞跃。

第四，行百里者半九十。医道已经彻底地融入行医的每个瞬间，学生的医术甚至可能超过了老师，学生可以毕业并独立行医，老师也会骄傲于学生的医术，甚至会让学生代替老师行医。所谓学生获得老师心传，就是得到了老师传递的天地思维，可以说中医就是以心传心。但就差那么一点点一切便都圆满了。这一点就是将医道融入生活的点滴，只有真正的大道才能融入生活中，道在指引着生活，生活也在加深着对道的体悟，直至道与生活圆融无别。这种境界很难言说，无论外在的表现多么光彩诱人，最重要的还是医者内在发生的变化，如果想要圆满，就必须让医道融入生活，如此才为真正的上医，医道融入生活的上医可以医国。体悟到医道之后即使学生会离开老师，但他永远不会忘记老师，他会自愿接替老师的位置，传播医道，为了传道准备做任何牺牲。

在中医上，我知道自己还没有得道，根本也没有资格做一个老师，差得太远太远。在中医的道路上我走了这么多年，依然只是个小学生，我坚持向得道的老师张仲景学习，虽然他已过世一千多年，但是他的教导留了下来。我们可以通过《伤寒论》看到张仲景的具体处方，通过不停地临摹可以达到处方与张仲景形似。我非常佩服这位老师，即使有人能达到张仲景的医术，也未必能将这种需要个人体悟的具体的"术"写得那么朴实，而且思维那么缜密。在临摹过程中如遇到问题，我们不要抱怨没有老师指点，即使张仲景活着可能他也不会直接给出答案，我们还是需要静下心来，慢慢体悟每个方剂对人体气机的影响，体悟每个病人的具体脉象、具体症状等所反映的机理，当我们找到答案后，再翻看《伤寒论》就会惊讶，原来答案张仲景早就告诉我们了，只是我们没有读进去。我临证时原原本本地模仿张仲景的处方多年，以期形似，并同时不停地读《内经》，静心体悟《内经》中的医道。路漫漫其修远兮，吾将上下而求索！

上士闻道，勤而行之

"上士闻道，勤而行之；中士闻道，若存若亡；下士闻道，大笑之。不笑不足以为道。"这是出自《老子》的一句话，老子认为学习的知识越多，越妨碍对道的体会。上士是指内心清净纯洁、未受外界熏染的人，他们听到道之后，会勤勤恳恳地沿着道去做，上士如果见到了医道之后，会勤勤恳恳地沿着医道深入修习。中士是指内心偶有片刻的宁静，虽受外界熏染，却未执迷其中的人，他们听到道之后，会如同听到非道的信息一样，因为他们的心已经麻木了，他们不相信自己能到达道，也不想为追寻道而使自己生活短时间弄得更糟，只想维持现状，所以他们见到道之后，没有勇气与激情去追寻道。中士如果见到医道之后也会如此，一边保持着旧的想法不放手，一边试探性地接触医道，稍有质疑马上回到原有的思维中，他们害怕任何的不可控因素。下士就是彻底沉迷于非正道的邪见之中，并狂热地认为自己已得道，甚至以圣人自居，蔑视一切与自己知见不合的知识，他们听到道之后，会大笑，会瞧不起至简至真的道，并以已经明白道的姿态对道指指点点。但是大笑不要紧，指点也不要紧，只要他动了情绪并怀着批评的态度深入道，也会爱上这至简至真的道，亦会成为求道途中的一人。下士如果见到医道之后，也会说医道不过就是……他们会蔑视这种简单而真实的道，之后他们会为了驳倒你或为了显示自己知识的渊博，试着学习医道，最后会放下自己彻底进入经典学习医道。当然大部分下士只是大笑，并不会去追寻道，他们心浮气躁地活在自己的狂热之中。见到经典传递的医道，无论您是勤而行之还是大笑之，最后都有可能如经典作者所愿，将经典所载的医道融入到自己生命中，最害怕的就是无动于衷的中士，如同死水一样没有一点激情。

　　读完这本书，如果读者朋友认为学到了一门可以谋生的技术，我祝愿您能够造福一方百姓，成为一名优秀的中医。如果您读完本书，觉得经典所传达的医道很好，并且愿意潜心学习经典，我无比欣慰。我没有能力做一个好老师，但我会尽力做一个好的引路人，共同向我们的祖先黄帝、神农、岐伯、雷公、张仲景学习，无比感恩各位祖师。

同学提问

　　问：《庄子》书中有云：桓公读书于堂上。轮扁轮于堂下，释椎凿而上，问桓公曰："敢问，公之所读者何言邪？"公曰："圣人之言也。"曰："圣人在乎？"公曰："已死矣。"曰："然则君之所读者，古人之糟粕已夫！"桓公曰："寡人读书，轮人安得议乎！有说则可，无说则死。"轮扁曰："臣也以臣之事观之。轮，徐则甘而不可，疾则苦而不入。不徐不疾，得之于手而应于心，口不能言，有数存焉于其间。臣不能以喻臣之子，臣之子亦不能受之于臣，是以行年七十而老轮。古之人与其不可传也死矣，然则君之所读者，古人之糟粕已夫！"文中"轮人"所要表达的意思为：砍削木材制作轮子，轮孔宽舒则滑脱不坚固；轮孔紧缩则轮辐滞涩难入。只有不宽舒不紧缩，才能手心相应，制作出质量最好的车轮。这里面有规律，但我只可意会，不可言传。我不能明白地告诉我的儿子，我儿子也不能从我这里得到，所以我已七十岁了，还在独自做车轮。古代人和他们所不能言传的东西都一起死去了，书不过就是古人留下的糟粕罢了！我们学习中医是不是也是如此，我们读的中医经典其实是古人的糟粕，师兄为何每日还要读经典？

答：中国古人的智慧很容易发展为诡辩学，也容易发展为口头禅，只要争辩怎么说都有理，都可以自圆其说，振振有词。就以庄子而言，庄子说古人书为糟粕，却为何留下一本"糟粕"的《庄子》让后人读呢？老子既说大智不言，为何又自著五千言？这些人反复地说着矛盾的话，其目的就是不让我们执着其所言的文字，而是借助文字来体认天地之道。这个天地之道必须通过每个人自己去感知，才能领会，没有人、没有书可以帮你办到。老师和经文只能指引你方向，你可以选择采用它，但是书中的真理必须自己去证得。如果像桓公一样只知读书，陶醉于书中的道理，不知体悟书中之道去治国，那这本书就是糟粕。我们如果学经典，却不能用《内经》智慧为病人解除痛苦，那《内经》对于我们就是糟粕。得意忘言，我们只要借助文字体会到经典所言天地之道，体悟其意便可，不必执着于具体的文字，因为文字无论如何也不能准确无误的表达道。

　　我在写书的时候最大的感受是，很多道理心中很明白，落于文字就总是感觉有些欠缺，无论用什么文字都没办法准确表达心中明了的理，所以从这一角度看文字本身就是糟粕。古人之学讲究借假修真，文字不是道，但是我们又必须借助文字来传达道。我希望借助我的文字能让更多人读经典，通过经典的文字体认天地之道，获得内心的恬淡，并运用这个道服务人民。

再版后记

　　医学，无论是中医学还是西医学，只有一个目的，即客观真实地看清疾病的真相，只有看清疾病的真相才能够真正帮助病人。我们坚持用中医看病，不能因为我们是中国人就必须抱残守缺地守住祖先留下来的医学体系，也不能不求明白地以经验去运用祖先留下的方剂，更不能玄之又玄地把医学搞成神秘文化。医学的唯一目的是看病。我们坚持用中医，只是因为中医学相比现在的西方医学能够更客观真实地观察疾病。正因为它更客观真实，所以可以以很小的代价换取更大的健康，可以仅用几种植物或矿物，或几根小针就可以让人体恢复健康。那到底什么是中医呢？我认为，中医就是以中国人的思维习惯客观真实地观察疾病，并以中国人崇尚中和的处事原则干预疾病的一种医学，它既不神秘也不低俗。

　　中医学的发展与西方医学（这里指现代医学，下同）的发展正好相反。西方医学是跟随着科学技术的进步与医学自身不断的批判性反思而发展的。现在西方医学越来越客观真实，他们用仪器可以清楚地看清人体内脏，这已远远超过了肉眼的能力，并且这种技术仍在不断地飞速发展。而中医的发展则不同。在中医的经典著作《黄帝内经》《伤寒论》中就已经是在客观、真实、清醒地观察疾病了，但随着历史的发展，中医学反而沾染了太多陋习，出现了很多很玄很玄的理论。用这些玄的理论去强行解释疾病，甚至有人用很玄、很具有想象力的思维来解释经典，解出了很多花样。中医人不再重视客观朴实的经典原意与疾病的真相，以至于现在学习中医，不是学习客观真实地观察疾病，而是要用好几年的时间扭曲自己简单的思维，记忆很多称不上哲学更不是医学的特殊概念。中医学的发展已经偏离了本源。如果用大脑来猜测疾病可以要多复杂有多复杂，而放下自己的成见去客观真实地观察疾病，如实客观地描述疾病，所得到的真相肯定是朴素真实的。两种医学体系，如果一个越来越客观真实地观察疾病，而另一个在越来越玄的虚无缥缈地猜测推演疾病，当两个医学碰撞时，那一定是谁更客观真实谁更具有生命力。

　　中医学的源头是清澈的，但在发展过程中被增进了太多的虚伪。学习中医经典，不是因为我们缺乏别人不知道的很玄的知识，也不是因为经典中有好用的经验方剂。学习经典只是因为它是中医学清澈的源头，是最客观、最真实地观察疾病的书籍，它可以引领我们去客观真实地观察疾病，客观真实地掌握人体的运行规律与人体对药物的反应。学习经典的目的不同、方式不同，其结果也必然大不同。方向与方法永远比努力更重要，如果方向错了，越努力错得越离谱。

现在学习中医经典的方法很多，最常见的是"以经来为我作注"。很多人学习经典的目的很明确——从经典中获得看病的启发，在经典的语句中找有用的话，剔除自认为迷信的、落后的信息，将经典话语为我所用。在这里我解释一下这种方法：首先，这些人需要掌握许多中国文化中与中医相关的知识，然后在阅读《黄帝内经》时让经典的文字与自己脑中的知识发生关联，在关联的时候发挥充分的联想与创造，用自己脑中的知识赋予经典语句各种新意。这种学习方法往往是读一句话要想很长时间，读书的过程便是开发创造力的过程，很累大脑，属于苦中作乐。更有甚者主张"半日读书半日静坐"。其实王阳明先生"半日读书半日静坐"的主张是没错的，这半日静坐的目的是让知识沉淀下来，只是这些人错误地理解了这句话的含义，以为半日静坐就是在读完书之后，坐下来"思维"所读的语句，即将所读的知识充分地与脑中原先积累的知识发生各种契合，然后创造出各种独特的知识。这种解经方法多是断章取义，只对一篇文章中的一句话或一句话中的一部分进行发挥，经典的原意到底是什么已经变得不重要了。

越到近现代这种学习经典的态度与方法就越盛行，有人用自己曲解的《周易》来解，有人用自己理解的非常隐晦的丹道来解，更多的是用各种学科交叉起来解。如果这个解经的人非常博学，或者非常具有想象力，其所解出来的经典就非常深奥难懂，这种读起来半懂不懂的文章会让人感觉很有高度，很容易受人推崇。由于每个人的知识结构不同，经典被解成各种各样，每一种解法从某种程度上看都挺有道理，而且站在自己的思维体系里看其他解法都不如己，于是各种千奇百怪的名称、冠以各姓氏的医学体系与医学门派兴起。以这种方法读经，表面上看是在向经典学习，实际上是借助经典达到自己征服别人的野心，这种读经是为了在辩论中获胜，是为了在与同道的医学交流中彰显自己的独特。这种读经是浮躁的，没有深入到经典的精髓，只得到经典的皮毛，有的不仅没得到皮毛还篡改了经意。这些读经与解经的结果是"不足以言诊，足以乱经"，作为学习者如果相信了这些言论，结果是越学离经典越远。现在很多人心目中的经典形象其实并非经典的本来相貌，而是被这些注经者搅得混乱的玄学知识。在经典中有专门的语句批评这种行为："受师不卒，妄作杂术，谬言为道，更名自功，妄用砭石，后遗身咎"。

　　还有一种是以非常客观的、做学问的方法来学习经典，即"以我来为经作注"学习经典。有的人学习经典的目的很单纯，就是要读懂经典，读懂经典中的道理。其实经典是很难懂的，这是很多中医大家共同的感慨。如果带着读懂经典的理想去学习，对其中的每一句话都问为什么，就会发现仅仅读几篇文章就会有一大堆的问题。而这些问题只有一小部分能从经典的其他篇章中找到答案，大部分则不能得到解释。有时候甚至刚解决了一个难题，紧随而至的则是另一堆难题。不仅如此，还有很多经文存在前后矛盾，这给深入学习经典带来了无限困难。所以要对经典的大部分内容做出满意的解释，必须付出大量的时间与精力，要阅读大量与经典相关的先秦古籍，几乎要做到上知天文、下知地理、中通人事的地步。对读经典过程中发现的问题，不仅需要苦思冥想，还要将所得再带回到经典中看前后是否能够说得通，是否符合经意。甚至很多时候是在不停地推翻以前的解释，要经历无数次的明白、糊涂，又明白、又糊涂的过程，才能慢慢对经典的核心经意有所领悟。这样一路走下来即使你聪明过人，没有五到十年的刻苦学习很难有所成。

我们看金元时期很多医家都是用这种方法格物致知，慢慢地才成为中医大家，他们用自己丰富的知识和刻苦的努力，才将经典的大部分内容融会贯通。他们的学医路程是艰苦的，他们的医学成就也是非常辉煌的。虽然他们所用的文字不同，切入点不同，但是只要我们静下心来学习就会发现他们的理论核心都是相通的。可以说"以我为经作注"的学习过程，必须经历一番寒彻骨，才能有梅花扑鼻香。很多人会问，如果我不自己学习经典，是否可以直接从这些已经领悟的中医大家的书中学习呢？这是否是学习经典的捷径呢？确实，我们通过学习他们的书籍可以快速掌握一些知识，并且可以快速在临床上进行应用，前期容易有较快的进步，但是越往后进步就越困难了。若要进一步深入领会他们的思维模式，灵活地于临床运用他们的成果，不下一番与他们同样的苦功是没用的，故很多人说"由后世入经典，始大易后极难"，这种困难不亚于直接读经典。

我学习经典曾经用了前面所说的两种学习方法，我一直在反思，后来我发现最简单真实且符合经典原意的学习方法只有用心去体会经典。《黄帝内经》中反复强调"知其要者，一言而终，不知其要，流散无穷"。很明显，通过以上两种方法学习，经典变得非常复杂，可以说这是从流散无穷的地方学习经典，故而需要花大量的时间。这句话告诉我们，《黄帝内经》的内容虽然庞杂，但只要知其"要"，一句话就可以说完。问题就在于这个"要"到底是什么？遍读经典我们怎么都找不到这个能够统领一切的知识，而这个世界上也不可能有一个知识或公式可以合理解释复杂的天地与人体。因此这个"要"根本就不是别人不知道而只有在斋戒沐浴后才能说的知识，而是可以通过斋戒沐浴后回归到心的本源状态——恬淡虚无。拥有恬淡虚无的心是得到"要"的关键，这个心的状态在《黄帝内经》开篇"上古天真论"中有详细描述，请读者一定要认真多读几遍反复体会其中的深意。

恬淡虚无是人最单纯无邪、最放松的本源状态，是最幸福的状态。很多人会问要达到这种状态是否需要修炼呢？我的回答是否定的。因为只有紧张的非自然状态需要通过修炼来达到与维持，而恬淡虚无是最放松的自然状态，只要远离"以妄为常"，则自然恬淡虚无。在这种状态下翻阅《黄帝内经》是一种享受，大脑是安静的，心是活跃的，不强求经义，只是保有一颗活泼泼的心去体会经典，体会经典文字所传达的"道"。在经典的带领下用心去体会春夏秋冬，体会人体处于阴阳与木火土金水的不同状态，体会不同情绪、不同邪气、不同药味对人体的干扰，体会人体在受到各种干扰后所表现出的各种症状及脉、色、尺肤的变化，体会虽然是同一个病但由于所受邪气不同而产生的不同表现，这些只有在安静下用心才能充分地体会到，用大脑很难想通。可以说，非一时、非一人之作的《黄帝内经》，它是古人在恬淡虚无的状态下，记录了所观察的世界与人体的集合。

　　下面我们通过一句经典的话来对比各种学习方法，请大家仔细体会一下。《四气调神大论》中有一句话"天气，清净光明者也，藏德不止"。如果是用第一种方法学习的人，看到这句话后，大脑马上就会进入天马行空的状态，用各种联想来解释"清净光明"，可以洋洋洒洒解释万言，读完这些解释后，表面上看好像获取了很多的知识，可那有什么用呢？所以仲景说："多闻博识，知之次也。"采用第二种方法学习的人，会先查出每一个词的准确意思，然后不停地追问什么叫清净，什么是光明，什么叫藏德，为什么是藏德，一直不停地问为什么。他们用自己的大脑来征服经典，一路过关斩将，终会成功，所以仲景说："学则亚之。"而用第三种方法学习的人就很幸福，他们只需要先放松下来，在经典的带领下，抬头看看天，感受一下天气，对，这就是清净光明的感觉；再长时间地观察一下天气的运转，对，这就是藏德不止。通过感受，一点没错就是真实的感受，不停地真实地感受下去，如果自己感受不到先不要着急，要慢慢来。每一次读经典会有每一次的感受，这种感受会越来越细腻，非常真实。这种学习方法是不用后天的思维来分析经典，而是用生而本有的心来感受，所以张仲景说："生而知之者上。"

其实，看病过程也一样。有的人用经验看病，那么这个人一定要足够博学，且有很好的记忆力，这样当病人描述症状时才能在头脑中搜寻与之相关的知识，当病人的描述和某书中描述的相似，或者有几个关键的症状相似时，便按书中记载的处方，这种属于博闻强识的行医方式。用这种方式看病，如果病情正好吻合了书中记载，疗效往往特别好，甚至经常会创造出奇迹般的疗效。如果是对自己临床负责的人，就会发现大部分病尤其是疑难杂病都不按书本规范来得，且很多疑难杂病即使症状完全符合书中的描述，甚至跟某个经方的条文非常相似，用了书中的方剂疗效也仍是不好。可以说以这种方式看病，病人好了都不知道怎么好的，病人服药严重了也不知道怎么严重的。面对无限纷繁复杂的疾病，无论你多么博闻强识在疾病面前都显得渺小无知，以此方式看病有效率和治愈率很难达到真正的高手水准。还有的人用头脑去分析疾病，将病人描述的症状整合起来，用公式去分析，得出证型，像解数学题一样析，最后给出方剂。用这种分析的方法去看病，很容易陷入思维误区。因为如果先入为主地在思维中植入了错误的公式，那么接下来建立在此公式上的推理就都是错误的，他们容易固执地相信自己的推理，很难察觉出漏洞与错误。然而疾病的复杂远超过想象，若要真正客观地去分析疾病，必须经过长久刻苦的训练，长时间的思考，再加上临证中足够细心。这种看病方式需要医生精神高度集中，如果能够刨根问底地对每一个症状去追问，对相似症状细致入微地鉴别，临床疗效往往很高，这种行医属于学则亚之。然而，我要提倡的是经典的看病方式，只需要放下所有大脑中的知识与公式，保持最恬淡虚无的心去客观真实地体会病人气的状态，回归生而知之。

　　我们学习经典，不是为了去四处炫耀，也不是为了去捍卫一些旧时代的属于中国祖先的文化，我们只有一个目的，就是让经典引领我们看清疾病的真相。有些人学习经典越学越苦，越学越累，越学越不知其然，终其原因是方式不正确。学习经典不应该去分析、去解释经典，而应该去用心感受经典。很多人苦学中医多年，还是看不清、认不准疾病，不是因为知识不够，也不是因为没有掌握某个公式，而是没有用心去感受病人的痛苦，看病时需要用心去直接地、不带任何偏见地观察疾病。

　　可能这样说起来太空洞了，很多人不清楚什么是用心去感受疾病，或者究竟怎么观察疾病才是真正的客观公正。其实这既不神秘也不玄乎，只是需要保持一颗客观、公正、清醒的心去看病。现在的看病方式有些无情，医生是个局外人，像侦破案情一样侦查人体，他们像铁面判官一样听着病人的描述，像法官断案一样给病人下诊断判言，然后像法官一样要求病人遵医嘱治疗。在这个过程中无论医生的服务多么温馨，言语沟通多么让人舒服，多么提倡人道主义关爱，但就医疗行为本身而言，医生始终是高高在上的裁判，在病人内心深处还是会觉得冰冷。

　　然而，真正的中医不是这样看病的。他应该像好朋友一样去聆听病人的诉说，用心去感受病人的真实痛苦，病人描述不适时，不是仅仅记录下病人的不适症状，而是要求病人详细地描述这个不适症状带来的不适感觉，用心去感受这种感觉，感受这痛苦的实质，用慈悲的心去关爱病人，给出病人康复的建议。这个过程用语言很难描述，我们举个例子来管窥一下。比如病人描述后背痛时，我们一定要病人详细描述疼痛的感觉。如果病人说后背拘紧难以舒展，医生静下心来用同理心去感受这种感觉，同时要感受病人形容这个感觉时的情绪，我们便会知道这个背痛就如同后背被冷空气包围的感觉一样，那么我们就说这个病人是受寒。然后再问下一个症状，看接下来的症状是否也指向了同样的病机，大部分情况下病人最痛苦的几个症状都是共同的机理。仅仅通过真实的病人的描述是不够的，我们还需要用另一个公正的方法去体察病人的病机，方法就是摸脉。脉如同一团跳动的气，用手指去感受这一团气，当感觉到脉搏搏动得很拘紧，像是坚硬的石头，或像是被锁链捆住，这感觉就是人受寒时气的状态，我们就知道这个病人当下是受寒了。脉的变化一定紧随病人的不适变化而变化，如影之随形，如鼓之应声，如清水之映明月，不差分毫。同时，还可以借鉴《内经》中的其他诊断方法来帮助我们客观公正地感受病人的状态，如望色、摸尺部皮肤的感觉，等等。我们要感受病人，即使是不同患者的同样症状也能带给我们不同的感觉；即使几个病人都是看同一个症状，我们也可能会得出不同的结论，给出不同的治疗建议。有时病人看的病各异，但给医生的感觉是同样的，我们也会得出相同的一个结论，给出同一个治疗建议。

　　总结一下过程，首先，我们不要求病人一下子说出全身的症状，而是要用心去体会病人描述的每个症状，这时一定不要用概念去分析病情，因为只要有概念参与，诊断过程就不客观了。我们不要求知道很多病人的不适症状，而要求细致深入地体会病人的某一症状，无论症状多复杂，其所反应的气的状态一定是统一的，这样我们就由外而内地知道了病人的状态。然后，我们暂时放下刚才从病人的描述中获取的信息，用心去体会病人的脉象，感觉脉的搏动，这种体会脉的感觉很难用语言描述，但医者只要静下心来还是很容易能体会到的，就如同以体会水和火的差异一样，需要不带有任何成见地去体会脉搏，客观地描述脉象，其实大家感受同一个病人的气的状态应该是一样的，只是在描述的时候会有差异。因此，在诊疗过程中就要求医生在听患者描述症状与摸脉时，心足够安静、细腻、公正。我认为，作为一名好的中医，最重要的不是拥有多少医学知识，而是是否还一直保持着恬淡虚无的心。

在保有这颗恬淡虚无的心的状态下，学习与讨论《伤寒论》就不再是解释某一条文，也不是从哲学、术数学等方面去演绎医理，而是去感受条文中所表达的病人的各种偏离中和的状态，这是临床最实用的功夫，来不得半点虚假。

我们需要静下心来，一条一条去感受文字中所表达的病人当下的状态，去感受病人当下的气是拘紧的还是疏泄的，即中寒还是中风；感受病人当下气最拘紧或最疏泄的部位，是在表层，内里，还是中间位置；感受病人是否因长期处于中风或中寒，或经过误治后，引起了各种病理产物（包括水饮、湿气、瘀血、结胸、痞等），一旦有这些病理产物就会有特殊的象表现出来，是不会被错过的。同时，还要感受病人内里的气血是充足还是虚弱，是否肌表有不和谐的因素一直没有解除。明确而精细的诊断是正确治疗的开始，任何医学都是从明确诊断开始，只是现在西方医学明确诊断的是病的名字，而中医学明确诊断的是得病的人的状态。

　　下面，我们追随张仲景的思维去客观公正地感受得病的人的状态。"察色按脉先别阴阳"，病人无论表现出什么症状，首先同时也是最重要的就是对病人阴阳的诊断。这个"阴阳"不是哲学概念，而是对病态很朴实的描述。人体的状态不可能永远处于静止，就像一年四季不能停止于某天一样，人体的状态也是动态的，在按照一定的规律变化，这种变化有时像天地间的春天与夏天一样越来越充实，有时像天地间的秋天与冬天一样越来越空虚。看病首先要掌握病人气的大的势头，我们把人体越来越实的状态称为阳病，把人体越来越虚的状态称为阴病，即所谓"阳道实，阴道虚"。体会阴阳一定要放下以前对阴阳的概念，也不能以近似矛盾学说的概念来理解阴阳，阳病就是阳病，不是什么肾阳、脾阳之类的概念，在《内经》与《伤寒论》中找不到这些哲学概念的阴阳。判断病人当下是阳病还是阴病，对接下来的治疗和对疾病的预判很有指导意义。假设病人来看病，表现症状是实证，脉象也是充盈饱满有力的实的脉象，这时候如果通过四诊判断当下病人为阳病，这就说明当下这个病人还会越来越实，因此需要急泻，而且要加大剂量地泻。相反如果通过四诊判断病人当下为阴病，如果病很轻病人状态良好，我们可以不用治疗，病自己会消退；如果病较重，我们可以缓缓地泻，不要伤了正气；如果病情比较急，必须急泻，我们就选一剂药峻泻后，再用药去扶助正气。同样道理，假设病人来看病，表现症状是虚证，脉象也是脉管空虚无力的脉象，这时候如果判断病人当下处于阳病，这说明病人正在转实，如果病情很轻，我们就让病人注意调整饮食与作息，疾病慢慢会自愈。如果病较虚，需要补益，我们补益的时候不要过于峻猛，在精准的辨证下少用点药扶助病人，机体便可慢慢好起来，如果过用补药使病人出现局部上火等症状，则不利于疾病康复。如果这个病人当下处于阴病，我们补益的时候就可以适当增大点剂量，当补则补，当温则温。明于阴阳可以用于很多很多方面，包括疾病加重时间的预判，重症病的危险期的预判，疾病经治疗在症状消失后停药是否会反复等，不胜枚举，四时阴阳者，万物之根本，从阴阳则生，逆之则死。

在看病过程中能够准确分清阴阳，这是一个中医学生必须熟练掌握的基础。《黄帝内经》详细讲明了辨别阴阳的方法，主要是通过病人症状的描述与脉诊两方面。症状上一定要感受病人描述的状态，感受病人的状态是越来越实的阳病还是越来越虚的阴病，好好感受一下《素问·阴阳应象大论》中对阴病与阳病形态的描述，"阳胜则身热，腠理闭，喘粗为之俛仰，汗不出而热，齿干以烦冤，腹满，死，能冬不能夏。阴胜则身寒，汗出，身常清，数栗而寒，寒则厥，厥则腹满，死，能夏不能冬。此阴阳更胜之变，病之形能也。"这一段很精练地描述了阳病与阴病的形态，一定要感受到阳病是因为人体气不得泻而越来越实时的表现；感受阴病是气不得收藏而越来越虚时的表现。我们要求正确去感受这种状态，而不是去死记硬背症状。在临床中不要用这些症状与病人的表现去对照，而是去感受病人在描述千奇百怪的症状时所传达的气的状态。只是通过症状由外而内地判断病人当下的病态是不够的，我们还要通过脉诊来由内而外地判断。判断阴阳的脉诊就是人迎气口脉法，这种脉法在《内经》中出现了多次，而且有许多篇章在强调这种脉法的重要性，我在这本书中对脉法已经进行了详细介绍，并且通过文献考证详细论述了此脉法的源流。我与我的师弟、师妹们通过长时间大量的临床验证此脉法，不仅精准无比，而且操作起来非常简单。大家不要认为脉诊很神秘或很复杂，在判断疾病上脉诊是最简单最公正的，只要找到病人左右手腕部的高骨，用高骨定关的位置，稍微在高骨往前一点的位置便是关前一分，这一分是个约数，就是说关部稍微往前一点的位置，这便是候阴阳的部位，左手的关前一分强大就是阳病，右手的关前一分强大就是阴病。"纸上得来终觉浅，绝知此事要躬行"，一定要去应用，越用越体会到中医的神奇。

看病先分阴阳是中医思维的关键。真正的中医不强调特效方或特效药，也不会四处炫耀神奇的个案。任何疾病在不同人体上应该采取不同的治法，甚至在不同的时间得同样的病都需要不同的治疗，因此我们不该把精力放在什么病怎么治上，而是要体会每一个病态表现所反应的气的状态。中医是朴实的，需要静下心来，一步一步地从整体到局部了解得病人的状态。

明于阴阳后，我们需要再进一步体会病人的状态。阳病就是病人当下处于春或夏的越来越实的状态；阴病就是病人当下处于秋或冬的越来越虚的状态。我们还需要再分清到底是春还是夏，或是秋还是冬。如果病人当下气血多，如夏天与秋天，我们就说当下病人为太阳或太阴；病人当下气血少，如同春天与冬天，我们就说当下病人为少阳或少阴。当然还要区分出是否为阴阳的转化点的状态，即天地间由阳转阴的三伏天，或由阴转阳的三九天，在人体则为由阳转阴的阳明，或由阴转阳的厥阴。在这里不要去"玄解"这些概念，气血比较多且处于阳道实的状态就是太阳，气血比较少且处于阳道实的状态就是少阳，很直观。我们需要明确地体会到少阳、太阳、阳明、太阴、少阴、厥阴这六种不同状态人体的表现，需要深入地理解阴阳之理，仔细体会《伤寒论》及《灵枢·经脉》对每一经的病态描述。在诊脉过程中最重要的是静下心来体会脉搏的感觉，体会关前一分的盛衰。具体操作，请看书中相关介绍。

　　无论中医还是西医，只要是正确的医学体系，就应该具备基础的医学素养，这基本的素养就是无论病人以什么不适来就诊，明确诊断是第一步，也是最重要的一步。两个医学体系的区别在于西医明确诊断的是病名，而中医明确诊断的是得病的人的状态，即西医明确诊断人得的病，中医明确诊断的是得病的人。我们明确诊断出六经的状态，这是一个大纲，纲举则目张，在这个大纲领下进一步明确诊断，需要明确知道病人当下正邪相争的部位、邪气的性质、正气的多少等。正邪相争的部位按《内经》的分法由浅到深依次为：络脉、经脉、腑、脏。拿一棵树做类比，络脉就相当于树叶，经脉和腑就相当于大的枝干，脏就相当于树根。邪气的性质就是中风还是中寒，是否夹杂了水饮、痰、湿气、寒凝等。正气的多少就是人体的气脉是否充盈，运行是否流利，尺脉是否充足，胃气情况如何。通过这些公正的诊断就能够对人体的状态有一个精细的了解，综合考虑这些因素，制定治法。治法非常重要，只有在一定的法度指导下的中药组合才称之为方，在明确的法度指导下，无论经方还是时方都会有很好的疗效。大家沿着这个方向多读《伤寒论》，多体会《伤寒论》条文所描述的病人的状态，体会各个方剂之间的微妙偏性，体会条文而非推理猜测条文，体会方剂的偏性而非用功效去推演方剂的应用。

下面我们看正邪相争于络脉的问题，即仲景所言的表证。因为肌表的汗孔开合不利，引起人体营卫失调，如果病因不除就会一直影响人体的气血偏倾。六经皆有表证，表证虽然是个小问题，但是不治愈则会引起人体内一系列的问题，甚至很多重症和久治不愈的疑难杂病都是由这小小的汗毛孔开合不利引起的。从外而内的证上，如果表不解，病人会有明显的体表怕风或怕寒等表现，或有一系列头面部的症状，这很难用语言详细说明，总之你会感觉到病人的气在某一小面积或大面积的皮肤处不安。这里需要说明，很多皮肤病是内里的问题而非表证，而很多内里的问题，尤其是情绪的问题却很多都是表证。从内而外的脉诊上，表证的表现是某一部脉相比其他几部脉高高鼓起，但是按下去里头空虚，这说明在这个部位气血涌向了肌表，而这个涌向肌表并非因为气血过度充盛所致。需要说明，在太阳病有表证时经常会出现三部脉都比较浮，这时候的浮脉也说明是表证，而在其他情况下，当三部脉都浮且重按内里空虚反映的是虚劳的状态，此时仲景曰"浮则为虚"。不要机械地去运用脉诊，一定是体会脉诊，并结合大的环境来体会病人当下气的状态。有表证就要考虑表证的治疗，如果是病人表证明显，没有什么里证，脉象比较柔和胃气充足，可以直接根据表证的虚实选择不同的汗法解表；如果病人在有表证的同时兼有里证，则根据具体是里虚、水饮、湿气、痰、寒凝等，辨证治疗。有时虽然有表证，但病人并非主要是表的症状，而是表不解后引起的一系列内里问题，这时候摸脉，病人虽然有表证，但脉象非常虚弱或胃气不充足，这时候可以暂时不治疗表证，或者治疗表证不再选择汗法，而是选择一些固涩肌表的药或通浮络的药。固涩药一般选择具有收敛固涩作用的果实或矿石；通络药一般选择藤类药或虫类药。

　　如果没有表证，我们就需要通过病人的描述判断，通过病人最不适的几个症状判断内在气的机理，是因为气处于拘紧还是疏泄状态引起的，是否伴随病理产物，还要通过摸脉感觉内里的气。一般情况下，得病之初或虽然久病但未经过过度误治，则病人表现症状会比较分散，一般不会有某一部位远超过其他部位特别的难受，这时候分析这几个分散的症状的气的状态，往往表现统一，脉象上三部脉搏动强度差不多，脉搏拘紧或疏泄都一致，或虽有差异，但是没有某一部脉有明显的特殊，这时候根据具体六经状态选择汗法、下法、和法、缓下、温法、通法等方法治疗。

如果病人表现某一局部症状极为突出，或有一个局部的表现与整体气的状态表现不一致，这时脉象上会表现某一部脉的力量与其他脉相差很大，或者某一部脉非常实而强，或者某一部脉非常虚弱。也有可能几部脉表现为一致的象而只有一部脉表现不同，这反映病邪清除不利，羁留于某一部位，或病邪经误治后人体虚实夹杂。这时就考验医生的精细辨证能力了，胡子眉毛一把抓，只会使疾病越来越严重。假设一个病人摸脉时寸关尺有一部脉特别结实有力，甚至形成如豆大的疙瘩一般，其他脉力量上远不如这一部脉强，反应了在体内有一个病理产物堵住了气血的运行。这时就要进一步区分病理产物的性质，要仔细摸这一部特殊的脉，仔细去体会不同的病理产物所形成的脉象特点。我们要掌握每一种病理产物的致病特点，如果是寒凝导致的气血不通，局部的这个特殊脉象就会非常的拘谨有力，尤其是表层会比较坚硬，脉搏的最强有力点在脉管的表层，因为寒邪的致病特点就是使人体的气拘谨。如果是痰浊水饮之类的阻滞了气血的运行，局部的特殊脉象会比较弦，按压下去会有按到琴弦的感觉，最强有力点在脉管的中位。由于痰浊水饮所处的位置不同，有的在肌表、有的在内里，脉搏的最强有力点也会在脉管的中央或偏浮或偏沉。如果是火热之邪阻滞气血运行，局部的特殊脉象会比较洪大，感觉如同滚开的沸水从脉管底部涌向顶部，而且该部位的脉象会明显大于其他几部脉。如果是瘀血引起的气血运行不畅，这种局部的特殊脉象大多见于双手的尺部，按到骨的位置脉非常牢坚，脉搏最有力点在脉管的最底部。通过脉诊判断出病理产物后，要问病人最不适症状的细节，感受病人描述这个症状反应出的气所处的状态，感受一下病人在什么情况下会比较舒服，通过这一切都可以判断出病理产物的性质，脉证合参，准确诊断，是下一步治疗的前提。

如果某部脉与其他脉有差异，差异虽大但未到非常悬殊的地步，即一部脉比较实而其他脉并不虚，这时候不仅要辨出具体的六经病，同时还要在异常的脉中仔细体会一下，看是什么病理产物，在调整整体气血的同时适当配伍一些清除病理产物的药物。如果某部脉与其他脉相差特别悬殊，只有这部脉非常结实，而其他脉比较虚弱，说明正虚邪实，这时候要根据病人当下是阴病还是阳病、尺脉虚实情况、胃气的情况有计划地治疗，最终目的：第一要把病理产物去掉，第二要扶正使得整体的虚弱变实。对这种病千万不要见痰就化痰，见便秘就用泻药，见有瘀血就活血，盲目治疗只会使病情加重或变得更加复杂，静下心来，仔细分析病人的脉理，仔细分析病人症状的因果关系，找到最核心的病机。

如果是三阳病可以扶正祛邪同用，处方要精细，用药攻补兼施，选药要精准，配伍要严密，这样祛邪的同时不使正气更虚，扶正的同时又不助长邪实。要根据病人整体的虚弱情况与局部病理产物的情况调整扶正与祛邪药的配伍比例。如果尺脉很弱或胃气较差就多用一些扶正药，微微佐一点祛邪药；如果正气虚衰不重可多用一些祛邪药，少佐一点扶正的药；或可开始时选一两味药单刀直入直达病所，所选之药一定要精准，不可伤了其他部位，服用几剂之后病理产物衰减大半，再同时扶正祛邪祛除剩余的病理产物。

如果是三阴病，代表病人当下气血处于阴道虚的状态，人体处于入不敷出的消耗状态，这时候不可以祛邪，只能先扶正气，扶正气的同时控制方剂的寒温，不能让正邪相争或加重病邪，待人体处于阳道实的三阳病时再根据具体情况扶正祛邪。对于正虚邪实的病人，如果只知去邪而不知扶正，正气会越来越虚，正气虚则容易产生病理产物，在正虚的大环境下就会使邪气去了又来，迁延日久，邪气会越来越深而正气越来越虚；如果只知扶正，而不知引导正气去祛邪，则正气一足，正邪相争，病人就会感觉非常不适，而且邪气不除正气不得恢复；如果祛邪不辨病理产物的性质，不根据不同的病邪性质与病位精准选药，祛邪乱攻一通，不仅病邪不能去除，反倒会使正气损伤。具体选方选药，需要细心拿捏，如此临证，日久功力自然深厚，也只有这样才能快速治好病人。

　　临床中有一种最难治的病，从病人的神态看就很虚弱，描述的症状也是虚弱的状态，面色也很晦暗，脉象非常枯燥没有胃气。这种病人或者症状表现为一派虚弱的象，脉象也是一派虚弱没有胃气；或者症状表现为只有一个部位为实象，其余皆是非常虚弱的象，脉象也是只有一部脉很结实，且结实没有胃气，其他脉象为一派虚弱没有胃气象。治疗这种病就不能选择动气的方法，除非必不得已暂时用一两剂攻邪，主要的治疗方法是要用偏于中和的药慢慢养，或者在一大堆中和的药中稍稍佐一点攻邪的药，并且一定要叮嘱病人改变不良生活习惯，此时治疗不可图近功，正所谓"王道无近功"。对这种病的治疗往往越着急去攻伐效果越差，用一些平和的药养一养，无论短期疗效还是长期疗效都比较好。这种病经过一段时间的治疗，症状会越来越改善，如果脉象逐渐有了从容和缓的胃气，这个病就是慢慢向愈了。但有时候病情较重，服药后症状虽然得到缓解，但并不能恢复中和，脉象上也总是没有胃气，这就不太好治了。

对服药后疾病的转归，我们不能以病人复诊时反馈某一症状的消失或减轻为依据。正确的治疗，病人的康复一定是全方位的。从症状描述来看，一定是全身都在好转，同时某一局部症状好转并且消失，甚至很多时候病人感觉连心情都会好起来；从脉象上看也是整体更趋于中和，更加有胃气；面色也更加有生气。任何不顾整体的局部治疗对人体都是弊大于利的，尤其是很多为了取得近期疗效而做的攻伐或使用掩盖症状的治法，对人体的长久健康非常不利。

以上大体讲了我对经典治病思路的认识。总而言之，我们既不是用逻辑头脑来推测疾病，也不是不管疾病的原理去四处找寻特效方。其实看病的方法很简单，就是放下所有的束缚，用恬淡虚无的心去真实地感受疾病，直接真实地去看病人的状态，去客观地描述这种状态。把病人的状态与天地状态类比，先看病人究竟是春夏秋冬的哪一季，之后判断是中风还是中寒，同时判断是否有夹湿、水饮等病理产物。如果病人的表现与春天风特别大的象一致，我们就说这是少阳中风；如果与夏天风特别大的象一致，我们就说这是太阳中风，以此类推。天气遽然变冷的寒邪致病，春夏秋冬表现各异，机理亦有差异。因此同样机体表现为局部或全身拘紧的寒邪致病，由于机体处于太阳、少阳、阳明、太阴、少阴、厥阴的不同状态，其治疗有很大差异。我们要先看大环境，再进一步看每一部脉，每一个细节，看是否有小的环境与大环境的不统一，客观分析整体与局部的关系。中医治疗，首先要大方向明确，即对当下病人处方立法要明确，立法要最大程度地利于当下病人的偏差回归到中和。有了明确的立法后，还要根据人体的具体表现选择最适合当下病人的方剂进行加减治疗，每一味药的加减都要谨慎，不可以凭经验或者以自己的意愿去加减，要符合规律的加减变化。

我们对中医的信仰，不是因为他有一个传说中很厉害的祖师爷，不是因为有一个让人振奋的特效医案，不是因为民间有某个高手有某个苦练多年的绝技，而是因为中医是古人保持着恬淡虚无的心，客观公正地观察得病的人的不同状态，找到了人体变化的规律，并把它记录在经典之中。只要我们的心是恬淡虚无的，并且有一颗单纯的想要治愈疾病的心，那么一定会得到经典这简单、真实、客观、高效的看病方式。

真正实用的中医，一定是从心灵到思维到知识都暗合着经典，心灵上保持着最单纯最幸福的恬淡虚无；思维上习惯以简单思维找寻疾病的内部机理，而不被疾病的各种表象牵制；知识上以经典的知识为主，并不排斥与时俱进的新知识，再多的知识也不能使内心混乱。我这么多年不停地读经典，不停地临证，现在越来越觉得没啥可说的，没啥想写的，都在经典里。人的性格不同，知识结构不同，人生经验不同，无论是谁，我相信只要每天能够静下心来，让心远离以妄为常，静静地阅读经典、体会经典，一定会慢慢地体会到阅读经典真是一件非常幸福的事，并且还有大到不可思议的收获。经典记载的不是高高在上的宇宙哲学，不是华丽而复杂的知识，是人的大脑与各种欲望使经典变成高高在上，是人的大脑与欲望太复杂。千言万语难以答意，经典太美，而我的语言太粗俗，我愿意做一个经典的桥梁，只想让更多的中医朋友真实地读懂经典，读懂圣人的心。

后记

　　非常感谢生活中的各种因缘，将我导向了中医这一职业。很多学医的人向我抱怨学医苦、行医累，我却丝毫没有这种感觉。中医已经成为我生活的一部分，读经典对我更像是一种休闲娱乐，当世俗的事太多让我感觉烦乱的时候，我会沏上一壶茗茶，半倚着坐在沙发上，打开经典，心一下子就安静下来。行医虽然辛苦但我并不觉得累，我并不把看病当成是一个职业，而是把解除病人痛苦当成乐趣，除了中医我想不出什么工作能让我有如此多的成就感和幸福感，这应该就是经典里提倡的那种美其食、任其服、乐其俗的幸福吧。

　　成书之际，我要特别感谢中医的各位祖师，感谢中医经典的作者：黄帝、神农、岐伯、雷公、扁鹊、张仲景……他们的功德泽被后世，无法用任何物质衡量，真心向他们顶礼。

　　我还要感谢我的两位老师。一位是山东大学的刘宝义老师，他是我的良师益友，他的国学功底让人心悦诚服，在我学医最迷茫的时候，他给过我很大帮助，帮我走出了中医的迷雾。另一位是我的研究生导师吴修符教授，她做学问严谨认真的态度一直影响着我，她经常告诫我："我们是踏踏实实做学问的，不要做些虚假的东西让后来人骂我们。"记得我研究生毕业后的一段时间，凭借自己的医术治好了一些领导与富翁的病，于是没完没了的饭局应接不暇，甚至有时一晚上要去应两个饭局，几个月下来体重疯长，人也飘了起来。导师见我之后便又告诫，做学问、做中医一定要踏踏实实，不要跟那些人混在一起，时间长了人就油滑了，医术也就止步了。从那天起除了朋友之间交流的便饭，我很少出去赴饭局，体重也减了下来，心又回归了宁静。

　　我还要感谢跟我一起学习中医经典的师弟师妹们，没有他们的支持与同行我一个人不会有这么快的进步，很多细节问题都是他们发现后问我，我才去悉心领会的，甚至很多问题的答案是他们先发现后又告诉我，使我进步的。很多师弟师妹对经典的学习热情和对医道的体会也让我自愧不如，如师弟杨晨栋，他的静心程度在我之上，在校期间他每天拎一壶热水，带几本经典，在自习室里一坐一上午，中午吃完饭后又是一下午的苦读，每日如此一直坚持到毕业，如今他也已成为当地小有名气的中医。还有一个师弟赵学谦，他对学习经典忘我投入的程度亦在我之上，出于对经典理念的坚持，他放弃了某名牌医学院研究生学业，回到济南与我们一同学习中医经典。他的这一做法很多人都不理解，但我知道他未来一定会成为大医，因为他能想别人之不能想，行别人之不能行，如今他也是济南小有名气的中医了。师弟师妹们对经典学习的热忱还在很多细节方面打动着我，比如有时我忽然想起经典的一句话想查阅验证，便随手拿起某一师弟师妹随身带的《黄帝内经》，翻在手里我内心感动，很想拥抱一下他们，因为他们的书已经被翻得很旧了。他们的这些行为一直鼓舞着我，无论外界发生什么，无论外界有怎样的诱惑，无论中医未来将走向何方，请相信有这样一个团体，他们像一家人一样相亲相爱、互相扶持、真诚相待，他们每天以经典为伴并乐在其中，他们坐诊只为提高自己对经典的领会，提高自己的治愈率以更好地为病人解除痛苦。每个人最终的目标都是将经典融入自身，奉行医道，传承医道。我热爱这个大家庭，它带给我的那种甘美恬淡的幸福时时在内心流动。

最后我还要感谢在本书修改上给予帮助的几个人，他们是陈凯吉与吕文超夫妇、石燕同学与张伏震编辑，感谢他们耐心对本书修改，并提出大量宝贵的建议。吕文超是我师妹，记得她刚开始跟我学习时，我周围围绕一群师弟师妹，我把完病人的脉之后他们争先试脉，待到她试脉时，我忽然感觉周围的气静了下来，见她安静地体会着病人的脉象，甚至忘记自己的呼吸，在喧杂的背景中，她的安静让我感动，如此心静是我所不及的，不出所料，目前她在济南也小有名气了。石燕同学所学为心理学专业，我们经常一起畅谈心理学和宗教，在对于道的理解和体认上，以及对物欲和对当下时弊的态度上，她也常常给我一些启发，感谢她从心理学角度给予的建议和对文字的修改。这是我写的第一本书，感谢张伏震编辑对本书的指导，她在校正文字上的认真态度很让人佩服，感谢她为这本书的面世所做的一切工作。

要感谢的人太多太多，无法一一致谢，敬请谅解！愿本书能恰到好处地传达医道，给您带来恬淡平静。